戦場の疫学

戦場の疫学

常石敬一 著

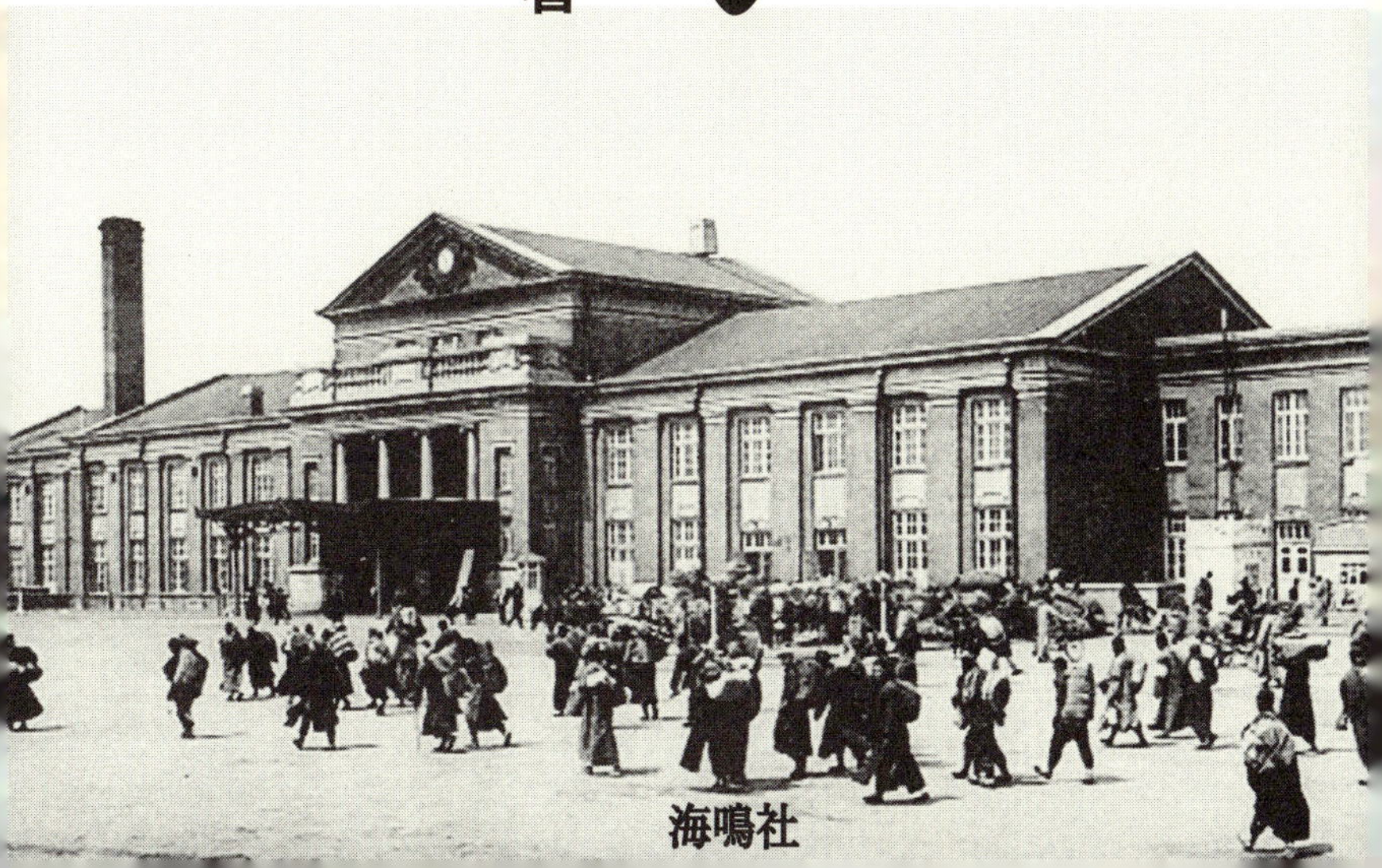

海鳴社

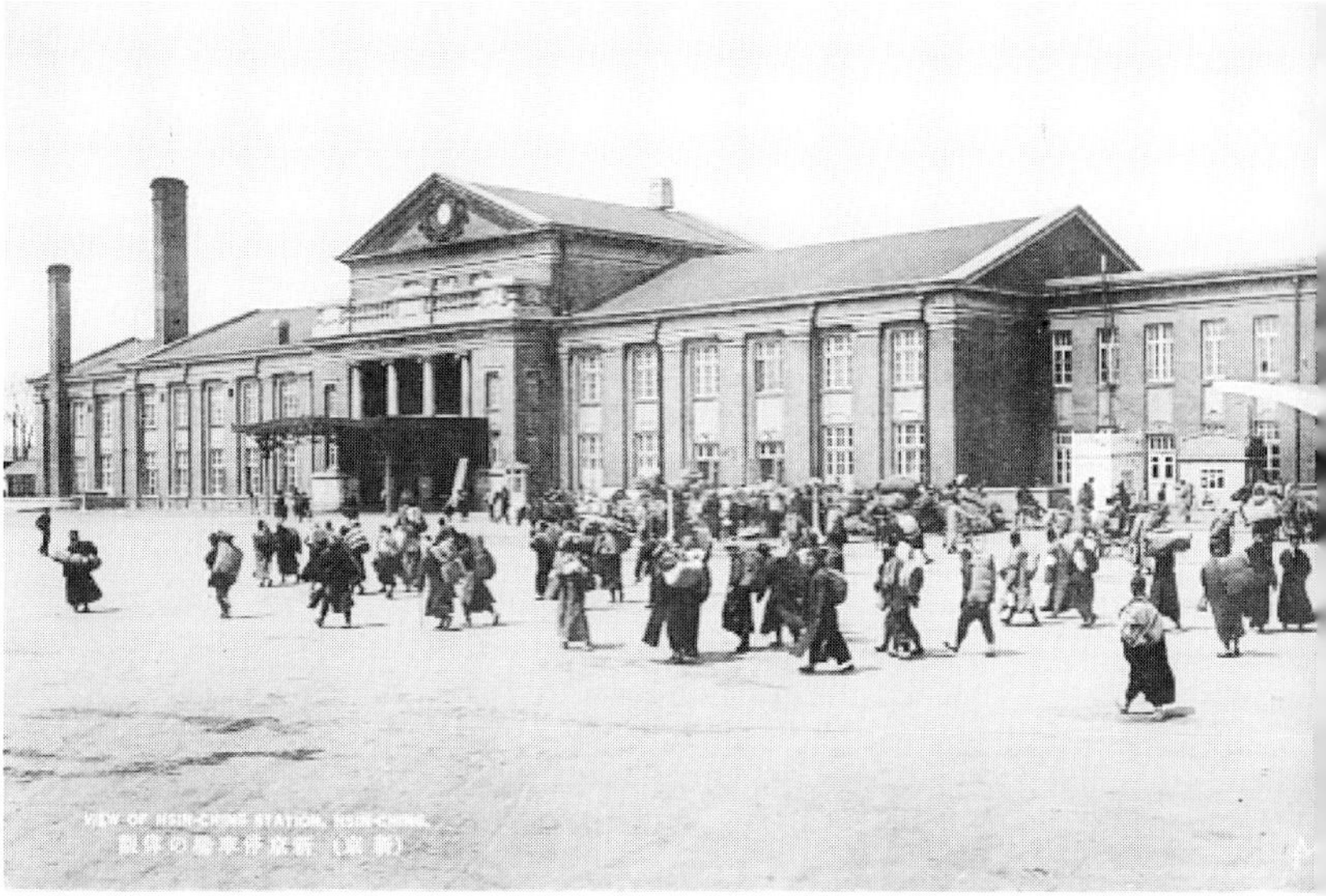

新京駅、小島よしゆき様提供の絵葉書

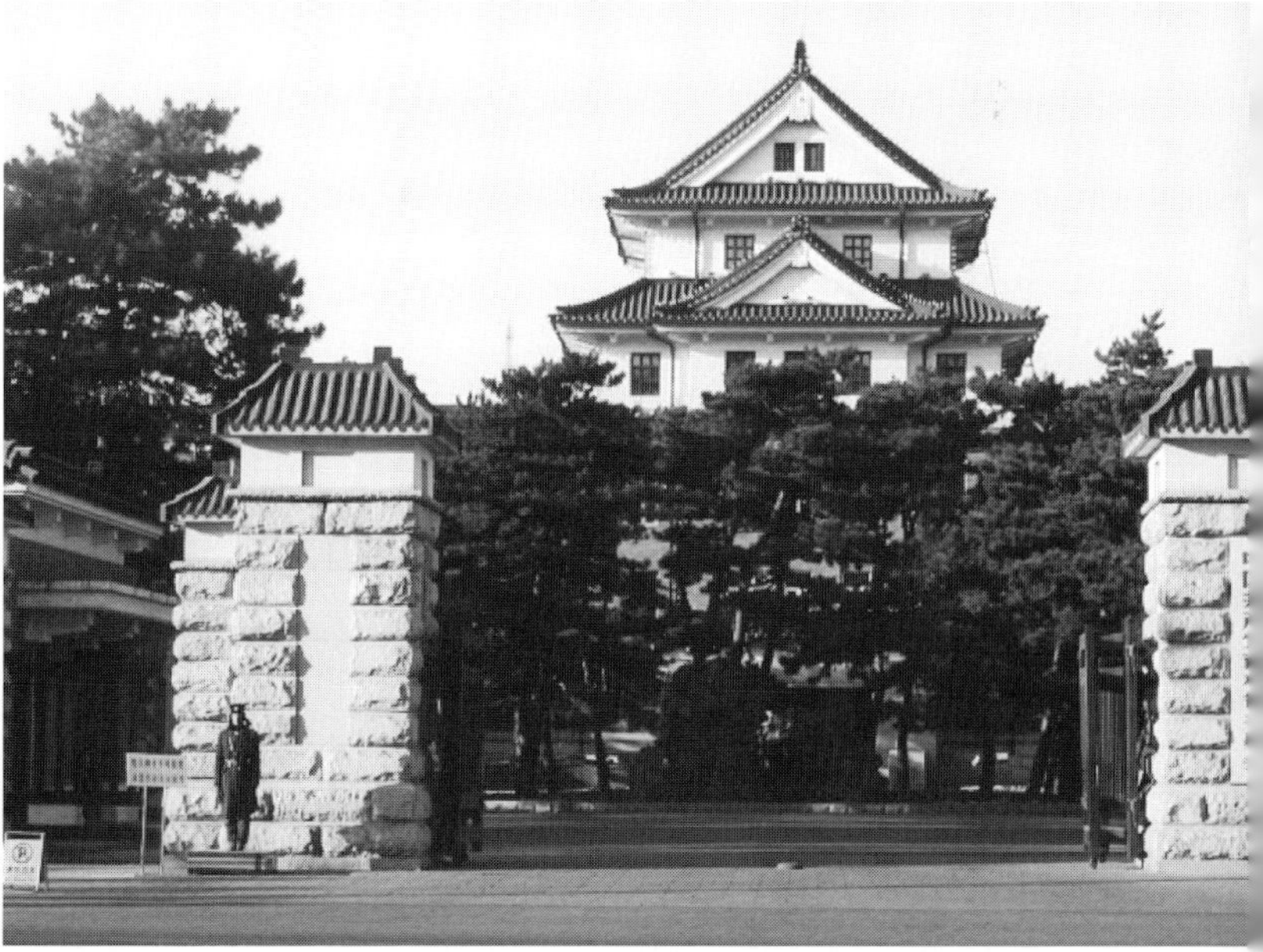

関東軍司令部(現在は共産党委員会が使用)、Joseph K.K. Lee様提供、http://www.gakei.com/p

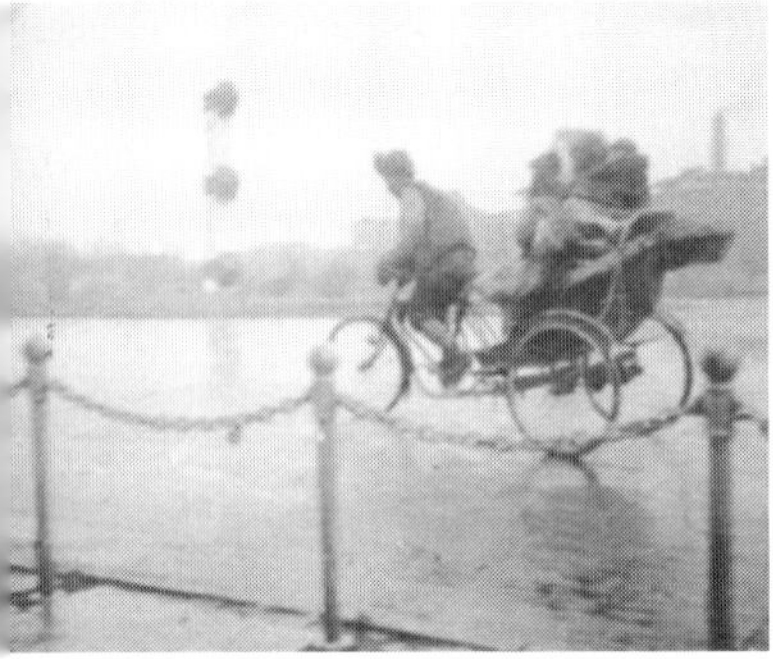

新京市内を走る輪タク、撮影：室井終治様
撮影日時：1940（昭和15）年11月2日
http://www.age.ne.jp/x/dec/index.html

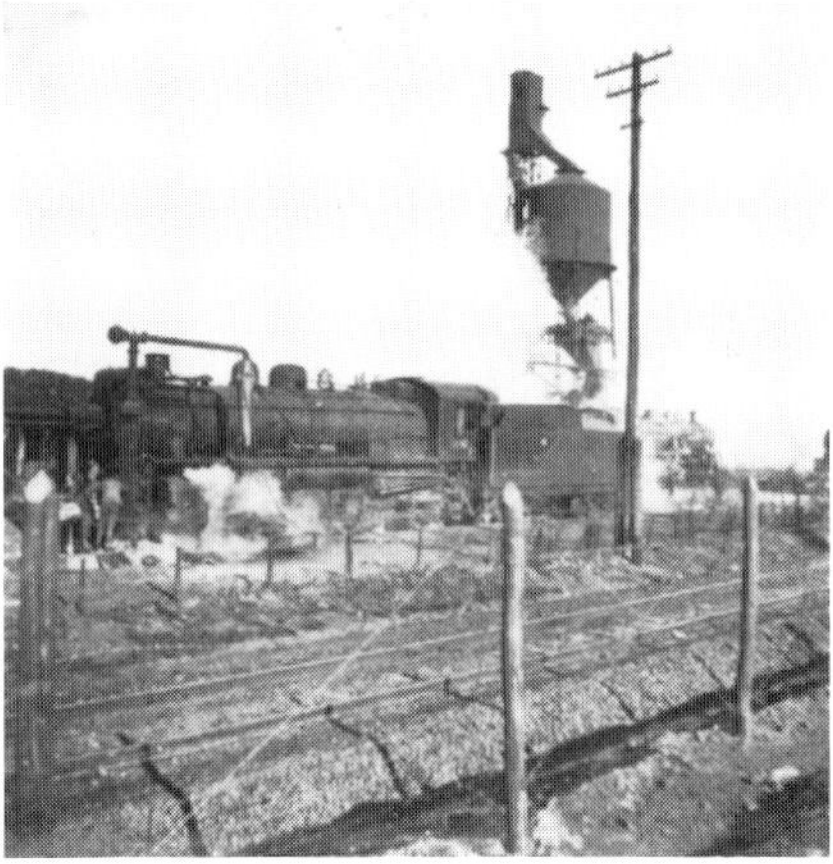

新京駅構内の満鉄の機関車、撮影：室井終治様
撮影日時：1939(昭和14)年12月14日
http://www.age.ne.jp/x/dec/index.html

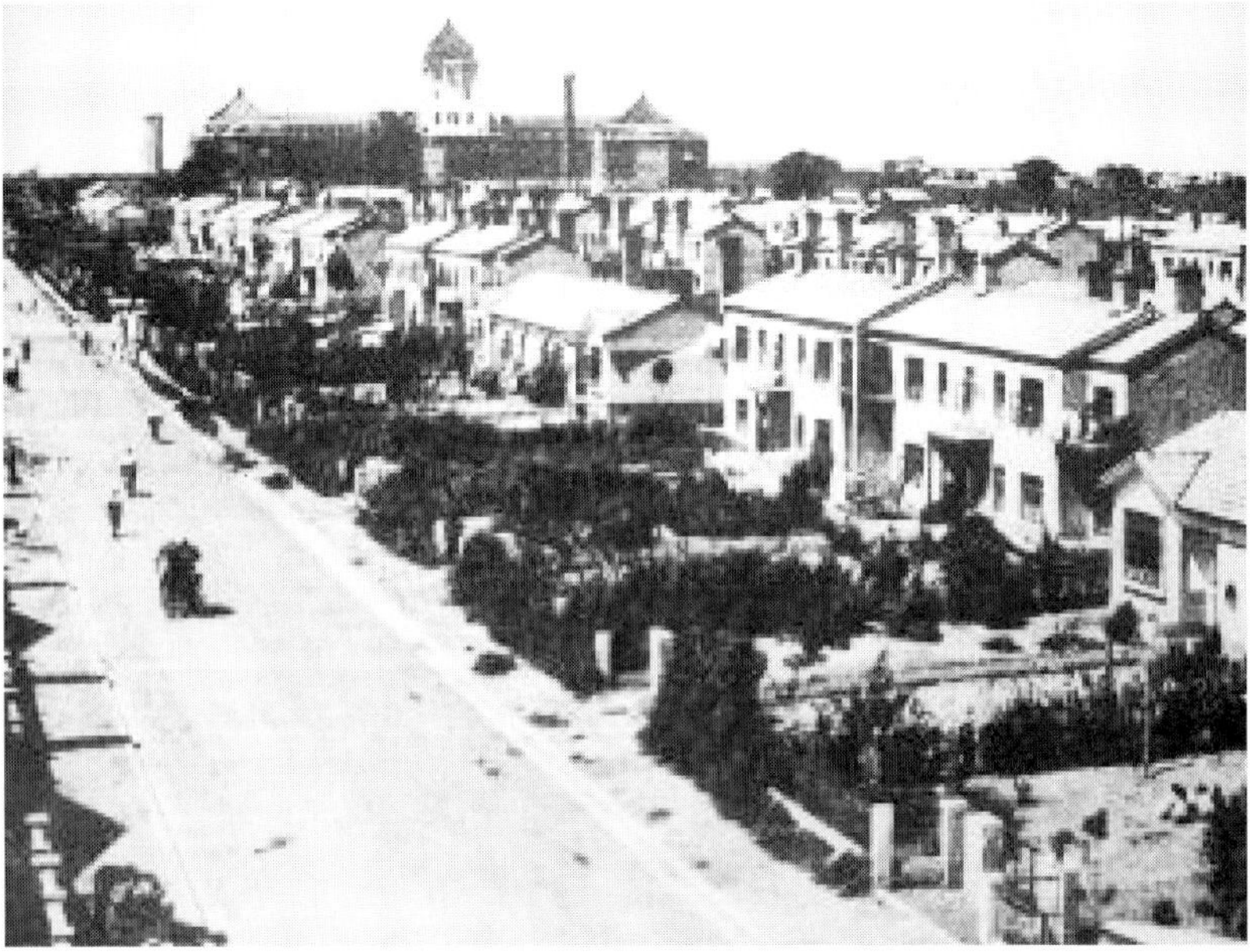

新京の満州国政府の官舎街、後方の建物は国務院、小島よしゆき様のページより、http://kojima.boy.jp

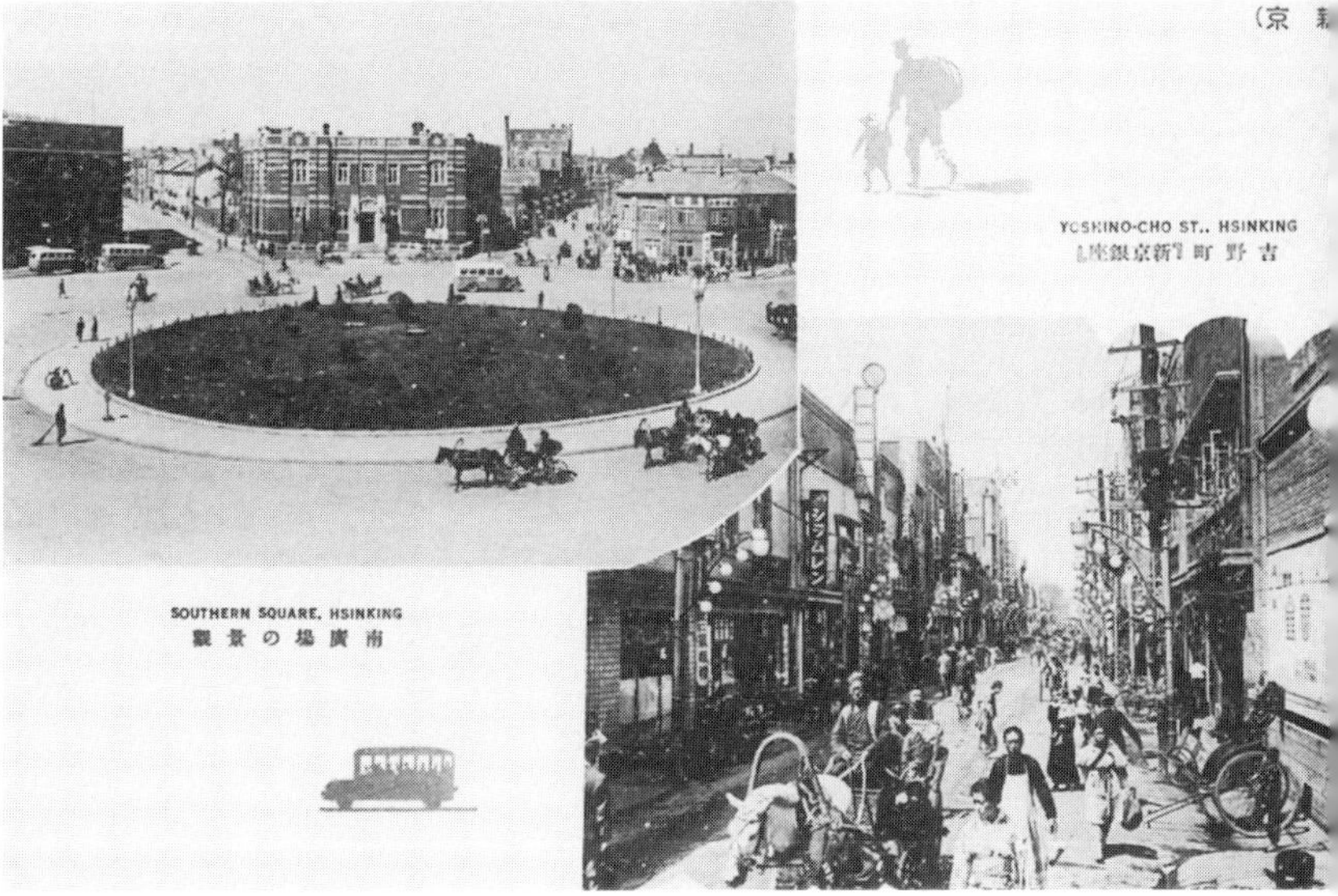

南広場と吉野町、ペストが発生したのは南広場の南側の三角地域だった、当時の絵葉書

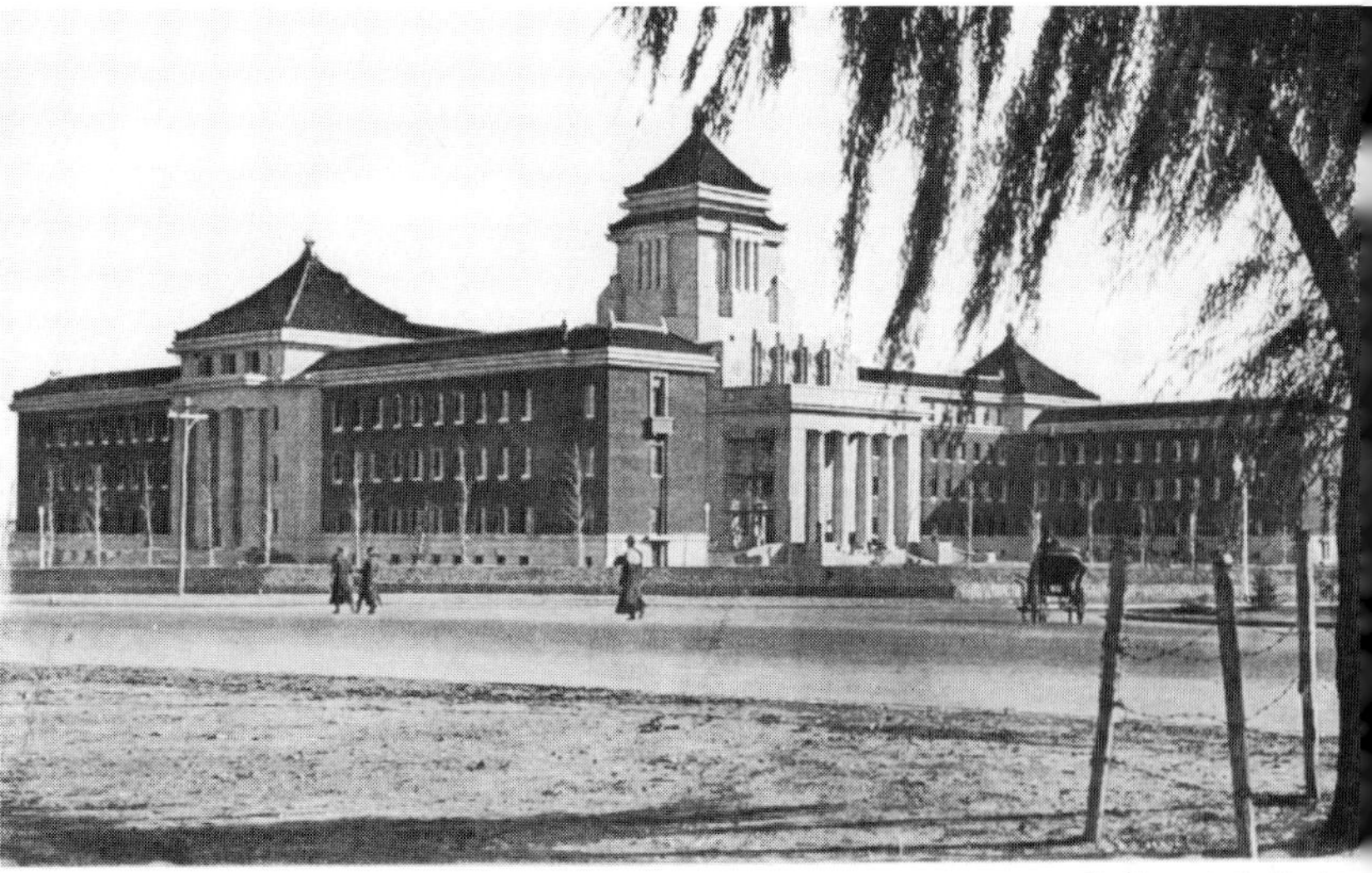

国務院、小島よしゆき様提供の絵葉書

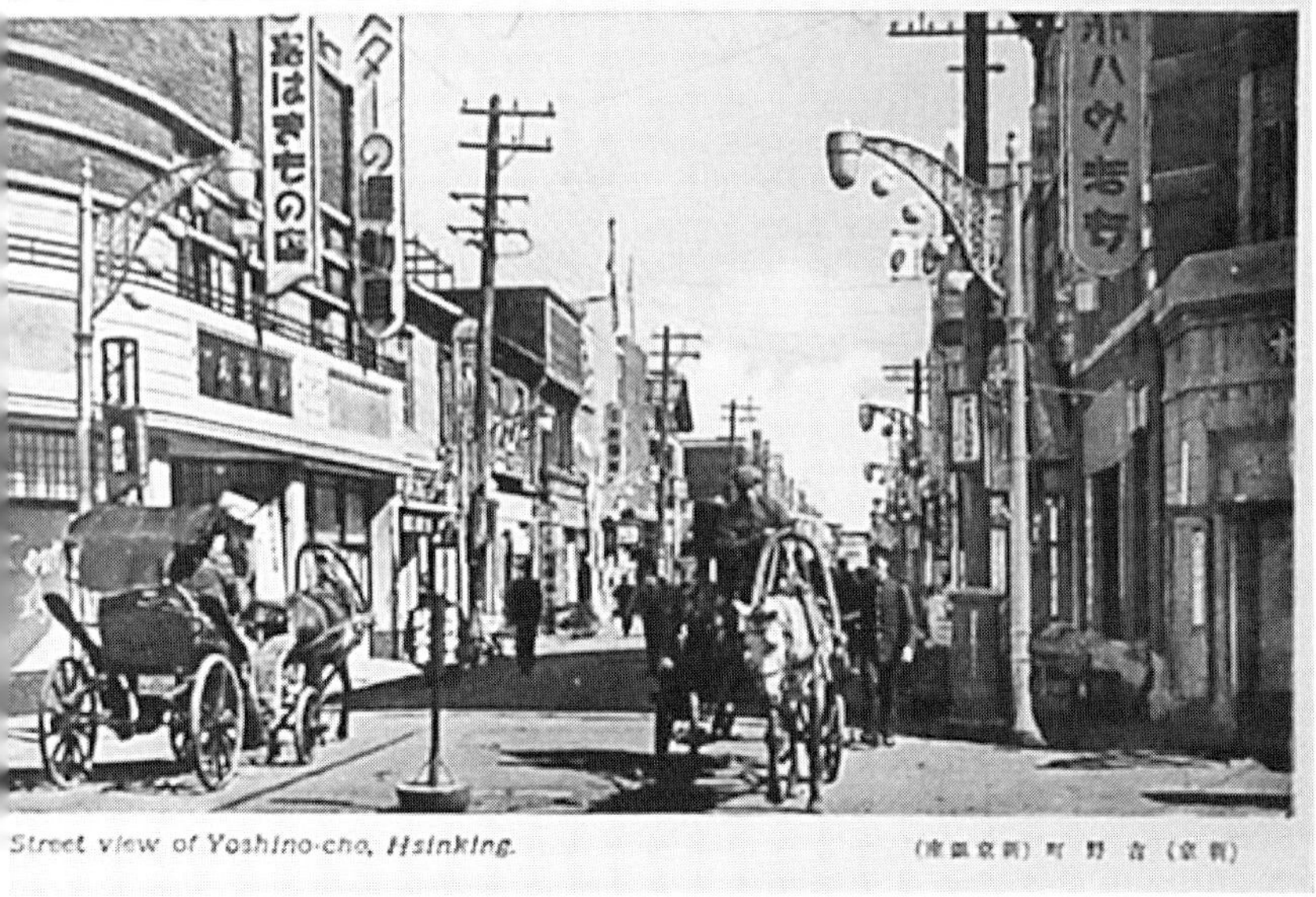

吉野町、現在の長江路、三角地域と新京駅の間の繁華街、小島よしゆき様提供の絵葉書

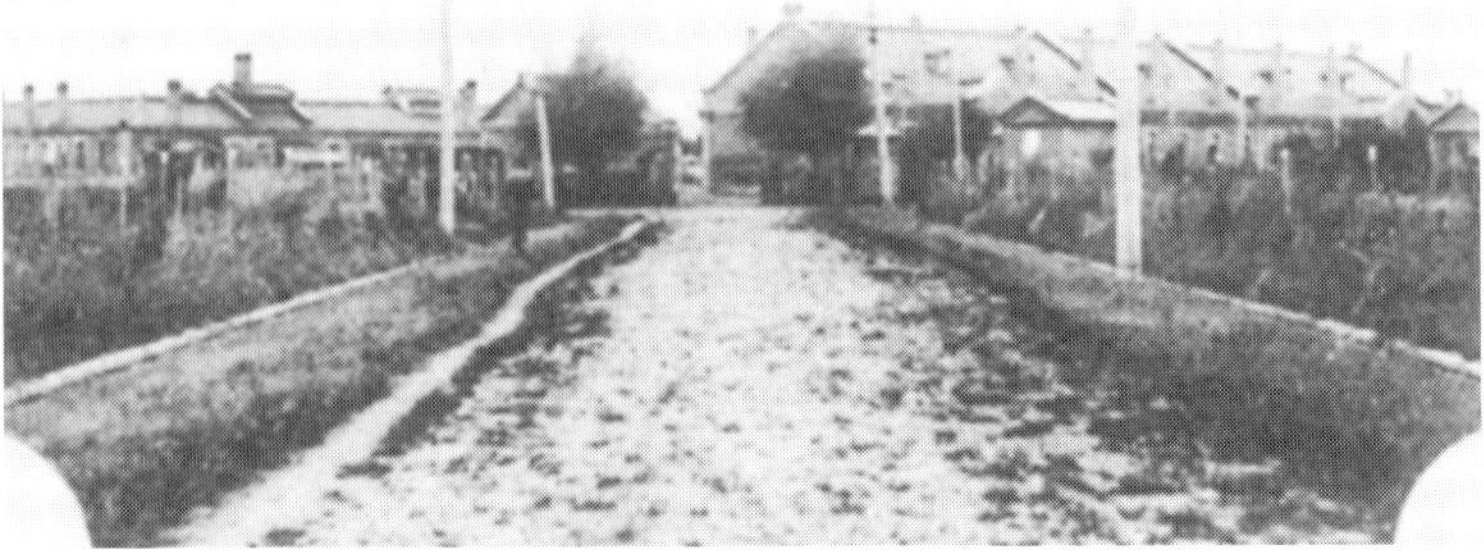

長春守備隊、当時の絵葉書

目次

序章　バイオテロの早期発見には疫学が必要

二一世紀の最初の年、二〇〇一年、米国で炭疽菌が郵便物として送り付けられ、それによって感染し五人の方が死亡するというバイオテロ（生物兵器犯罪）事件が起きた。

最初の犠牲者はフロリダ州ボカラトンの新聞編集の男性、ボブ・スティーブンズだった。炭疽はヒトも感染し発病するが、牛など家畜も感染し発病する、人獣共通感染症として知られている病気だ。彼は一〇月二日に入院し、五日に死亡した。入院当初の診断は「髄膜炎」だったが、入院翌日の三日には炭疽病の診断が下された。炭疽病であるかどうかは、患者の血液その他を採取し、そこで炭疽菌が出れば診断がつく。病原体が原因の病気の診断には細菌学が必要とされる。

診断がつくと次は疫学の出番だ。彼はいつ、何故、どのように炭疽菌に感染したのか、を明らかにすることが必要だ。それによって、彼以外に感染者はいないのかどうか、あるいは感染した可能性のある人の数および範囲はどの程度かをつかみ、感染の拡大を防ぐ必要がある。疫学の疫は「流行病」であり、疫学とは「流行病学」なのだ。現在は、流行病に限らず、成人病などの生活習慣病の予防などにも応用されている。

このときの調査の方向は二つあり、ひとつは①彼の感染の経緯を明らかにすることで、もうひとつは②感染者の広がりがどの程度かを解明することだ。

①は彼の発病までの行動を追跡することから始まる。入院は二日だが、発病したのはいつかを知る必要がある、そしてそれ以前の行動を調べることになる。彼が異変を訴え始めた、つまり炭疽病を発症したのは二七日であることが分かった。炭疽病の潜伏期間は一～七日程度だが余裕を持って、二七日以前一〇日間、一七日以降の行動を調べることになる。その間に病気の牛と接触したことはないか、あるいは牧場に行ったことはないかなどを調べる。これは自然に生活していて、運悪く病気に感染した、なんらの人為的悪意による感染ではないことを想定しての調査だ。しかしこの方向の調査は、彼が炭疽菌と接触する機会を見出すことはできなかった。

天然の感染ではありえないことだが新聞社での感染も調べた。その結果、何人かが記憶していた奇妙な、あるいは不審な手紙があった。一九日新聞社宛に、ある有名女性歌手に転送してほしいと届けられた手紙があり、それを彼が開封していたことが分かった。開封したとき、白い粉と金色の物体がパソコンのキーボードにこぼれ落ちたことが目撃されていた。キーボードを調べると炭疽菌が付着していた。それはスティーブンズが死亡した後のことだった。

②については彼の職場の同僚、家族、友人などが次々に健康診断を受けることになる。この場合誰も炭疽病の怖さを知っていて進んで検診を受けたので、感染の広がりを把握する調査は比較的容易だった。しかし、彼の職場の同僚、郵便室に勤務する男性、エルネスト・ブランコがスティーブンズの

入院の数日前から入院していたことが分かった。その病院には直ちにスティーブンズが炭疽病であることが連絡され、ブランコには炭疽病に対する治療が開始された。彼は奇跡的に快復し、退院できた。②の調査がブランコは炭疽病であるという診断をわずかだが早めた。それも彼を救った要因だろう。

ブランコは郵便室勤務だった。スティーブンズの感染は有名女性歌手宛の手紙の粉あるいは物体が一番容疑濃厚だった。そして、スティーブンズのキーボードには炭疽菌が着いていた。

①と②の疫学調査結果が示しているのは、手紙が炭疽菌を運び（運搬手段）、それをスティーブンズとブランコが触れ、病原体が襲い、炭疽病にかかったということだった。これは明らかに人為的な感染、すなわちバイオテロだ。

疫学調査で分かることは、あるいは疫学調査に期待されていることは、今みた例では、流行の広がり（人数・地域）や早さ（拡大）の確認であり、また複数の事例が一つの方向を指し示し、原因（感染経路）を強く示唆することだ。今の例では、スティーブンズが死亡したとき、既に女性歌手宛の手紙は廃棄され、存在していない。しかし、その手紙が炭疽菌を運んだ、と疫学的に断定できた。この結果、その後の炭疽菌が送りつけられた事件で、手紙の開封に注意する、菌入りの手紙を開封してしまったときに取る処置を決めるなどの対応が可能となった。

疫学は、バイオテロが起きてから活動を開始するものであり、疫学でバイオテロを一〇〇％未然に防ぐことはできない。しかし疫学によって、早期にバイオテロかどうかが判断でき、その後の広がりを抑えることができる。

疫学が明らかにするのは、病気の感染経路や感染の広がりさらにはそのスピードであり、またその病気の発生が通常のものかあるいは異常気象などによる特異的なものか、または故意あるいは過失による人為的なものかなどである。バイオテロかどうかは、その病気の通常の感染経路、広がりの大きさ、拡大のスピードなどと同じか違うか、違う場合はどう異なるのかが判断材料となる。また季節的に異常な発生もその流行が人為的なものかどうかの判断にとって重要となる。

バイオテロの被害を最小限に食い止めるためには疫学がキーとなり、病気の流行が人為的かどうかの判断にも疫学が重要だということは感じていただけたと思う。一方、被害を最小限に抑えるのに疫学が有効なら、被害を最大限に発揮したい側、バイオテロを行う、あるいはさらに大規模な生物兵器攻撃を企画する側にとっても、その知識は不可欠だ。

疫学的に人為的とは思えない、自然の感染ということに疑問の余地のない、そのようなバイオテロ、あるいは生物兵器攻撃を行えば、最小限の病原体や媒介動物の使用で、大きな病気の流行を作り出すことができる。その場合、病気の流行が人為的なものであることの判断が遅れる。こう考えると、これまでにそうした例があるかどうかは分からないが、成功したバイオテロおよび生物兵器攻撃は、大きな犠牲を与えたそれというよりも、むしろ発覚しなかったそれということができるだろう。最も有効な攻撃方法は、相手に悟られず少しずつ行い、結果として大きな被害を出すことだろう。

生物兵器攻撃をする側に十分な疫学の知識があると、その攻撃の成功の確率は高くなるだろう。この場合は疫学一般ではなく、感染症についての疫学であり、生物兵器として使用しようとする病原体が引き起こす病気についての疫学だ。

日本は一九三二年、病原体を兵器化し、戦争で使用するための大規模なプロジェクトを立ち上げた。このプロジェクトには約一五年間にわたり大きなエネルギーが注がれた。このプロジェクトを有名にしたのは、病原体の兵器化（生物兵器あるいは細菌兵器とすること）の成功ではなく、その研究開発の過程で行われた人体実験だった。このプロジェクトの中心は、東京の陸軍軍医学校の「防疫研究室」であり、また中国東北部ハルビン近郊に駐屯した「満州第七三一部隊」であり、中心人物は石井四郎（当時陸軍一等軍医正、敗戦時軍医中将）だった。石井が率いていた組織全体は最盛期には一万三千人ほどの規模に上っていたが、日本陸軍ではそれを「石井機関」と呼んでいた。

敗戦後中国に捕らわれた防疫給水部員は防疫研究室について「防疫・給水及細菌戦準備研究の参謀本部の如き観あり」(1)と評していた。七三一部隊などは実戦部隊で、防疫研究室が後方の司令部だった。

防疫研究室の発足は一九三二年四月だったが、実際の活動を始めたのはその年の八月だった。また七三一部隊の正式発足は一九三六年八月だが、その前身の「東郷部隊」としての活動は一九三三年秋には中国の五常近くの村で始まっていた。このプロジェクトは病原体の兵器化だったが、石井たちが実際に病原体（細菌）を戦闘相手にばらまく生物戦を始めたのは一九三九年の、ソ連との国境紛争、ノモンハン事件の末期（一九三九年夏）だった。その作戦に参加した兵士から、そのときは腸チフスなどの胃腸系の病原体を川にまいたという証言が得られている。翌年、一九四〇年から四二年にかけて、中国中部の各地（寧波・一九四〇年、常徳・一九四一年、浙江省・一九四二年）でより大規模な生物戦を行った。このときは、胃腸系の病原体以外に、ペスト菌を使用したことが、日本軍の文書などから明らかとなっている。またこうした野外での使用以外に、一九四二年香港から広州に戦火を逃れてきた難民に対して、広州への上陸地点にあった収容所（南石頭あるいは灘石頭）で、病原体（ゲルトネル菌）を飲ませて殺害したと証言する元日本兵もいる。

石井機関の人間はゲルトネル菌およびペスト菌による病気の流行に立ち会い、その疫学的研究、感染経路の解明に取り組んだ経験があった。それはゲルトネル菌については一九三六年、浜松においてであり、ペスト菌については一九四〇年、中国の新京（現在は長春、以下地名はその時代の呼称を用いる）においてだった。ゲルトネル菌は現在では、サルモネラ腸炎菌として知られ、ときに卵などを汚染することで知られている。そのため、卵を食べるときは、火を通したほうが無難であると言われている。この菌は鶏だけではなく、人を含めた動物の腸管に生存している。そのため、横浜市衛生研究所は次のように呼びかけている。

サルモネラは、ペットの糞にも見られることがあります。特に下痢をしているペットには注意が必要です。ペットの糞に触った後手を洗わなかったような場合に、人がサルモネラに感染することがあります。爬虫類は特にサルモネラを持ちやすい生物です。爬虫類が健康に見えても爬虫類を扱った後にはすぐに手をよく洗った方が良いです。爬虫類を扱った後でこどもたちが手をよく洗うように大人は注意する必要があります。(2)

ヒト、特に小児の場合は、僅かな菌の量で感染し、また症状もひどくなる傾向が強い。また老人や持病のある人も重症化する場合が多い。

一九三六年五月一〇日、日曜日、浜松第一中学校(現在浜松北高等学校)で運動会が行われ、翌一一日早朝異変が発生した。下痢をする生徒が続出したのだ。患者は増え続け、生徒だけでなくその家族も含め最終的には二二五〇人に上り、うち四六人が死亡した。後にこれは運動会当日に中学校生徒に配られた大福餅(もち)による食中毒と判明した。

他方新京でのペスト流行は一九四〇年九月下旬にペスト患者が発見され、一一月一三日の患者発生を最後に、流行は終息したが、二八人が発病し、うち二六人が死亡した。発病者および死者のうちの半数が日本人だった。

浜松の原因究明活動においては陸軍軍医学校防疫研究室が、新京でのペスト流行では満州第七三一部隊が重要な役割を担った。

原因の究明の内容は浜松と新京で当然異なっている。浜松では、異変発生の原因が中学校の運動会で配られた大福餅にあることは、最初の患者発生の段階でほぼわかっていた。原因の究明は、最初は異変の原因が大福餅に付いた病原体による食中毒か、あるいは餅の腐敗などによるものか、それとも毒物の混入などによるものかの見極めだった。原因が病原体で、それもゲルトネル菌という当時あまり例のなかった細菌であると判明した後は、どのようにして餅にそれが付着したのかの解明が課題となった。この解明には二つのルートがあり、ひとつは大福餅の原料である餅、餡（あん）、でんぷん（浮粉）などのどれに付いたのかの解明で、もうひとつはどのようにして、いつ頃付いたのかの解明だった。どのようにして付いたのかについては、人為的なものかそれともネズミなどによるものか、あるいは予測不可能な事故によるものか、が検討対象となった。

新京のペスト流行の原因究明は、患者が次々と発生している状況の下で行われた。新京でのペスト流行に先立ち六月中旬から、六二キロメートル離れた街、農安でペストが流行していた。そのため調査は農安からどのようにしてペスト菌が、どの地域・地点に持ち込まれたのか、そしてどのようにして流行が拡大したのかの解明が基本となった。しかし他方で、農安からの侵入以外に、原発的なものであるかどうかの検討、さらには人為的な謀略による流行の可能性についても調べている。人為的謀略の可能性を調べることは浜松での食中毒事件と同じ対応だが、この調査には浜松とは別の意味・側面があるかもしれない。それは、新京でのペスト流行が七三一部隊による自作自演の可能性がないわけではないからだ。そう主張する研究者もいる。その主張については本書で検討する。

浜松の食中毒および新京のペスト流行が「人為的」なものかどうかの判断をするために行われた石井機関による調査は、同機関が考えていた病原体の謀略的な使用の手法、つまり彼らの手の内を知ることができ、興味深いものがある。

第一章　浜松事件の概要

「細菌中毒」という診断確定まで

浜松での集団食中毒が病原体によるものであると断定されるまでの経過を、時系列に沿ってみておく。

学校長から警察（県庁）へ

一九三六年五月一〇日、日曜日、この日浜松第一中学校（現在浜松北高等学校）で運動会が行われ、終了した午後三時に生徒に紅白の大福餅が配られた。異変が発生したのは翌一一日早朝だった。下痢をする生徒が続出した。帰宅して各人に異変が発生し、そして死亡までの経緯、すなわち潜伏期間や闘病期間は表・浜松1の通りだ。

異変発生を保健機関に通報したのは浜松第一中学校の校長だった。彼は一一日午後八時になって浜松警察署に「生徒の約三分の一が高熱、下痢、嘔吐等の症を惹起しあるも、右は三好野の大福餅によ

表・浜松1 死亡患者の経過（「浜松第一中学校生徒食中毒死亡者の罹患状態に就て附二次感染に就て」佐藤俊二、板倉純、吉田徹、内藤良一、「防疫研究報告」第2部第418号、受付昭和1936年6月）

番号	学年	年齢	原因食 黒餡	白餡	摂取日時	発病日時	潜伏期 (時間)	死亡日時	発病から死亡までの時間	摂食から死亡までの時間
1	1	14	2	2	10後7.00	11前10.00	15.00	12前 9.00	23.00	38.00
2	2	15	2	1	10後5.00	11前10.00	17.00	12前11.00	25.00	42.00
3	4	16	3	1	10後5.30	11前 5.00	11.30	12前11.55	31.00	42.30
4	3	17	1.5	1.5	10後7.00	11前11.30	16.30	12後 2.00	26.30	43.00
5	3	16	1.5	1	10後5.00	11前11.00	18.00	12後 2.00	27.00	45.00
6	4	16	2	0	10後5.00	11前 5.00	12.00	12後 5.00	36.00	48.00
7	3	17	2	2	10後5.30	11後 3.00	21.30	12後 4.50	25.30	47.00
8	5	18	3	3	10後6.00	11後正午	18.00	12後 9	33.00	51.00
9	3	17	2.5	0	10後5.00	11前 6.00	13.00	12後 5.30	35.30	48.30
10	4	16	3	3	10後3.00	11前 7.00	16.00	12後 9.00	38.00	54.00
11	2	16	2	2	10後6.30	11前 9.00	14.30	12後10.00	37.00	51.30
12	3	16	3	3	10後3.00	11前11.00	20.00	12後 8.00	33.00	53.00
13	4	16	2	0	10後5.00	11前 5.00	12.00	12後 3.45	35.00	47.00
14	3	16	1	1	10後6.00	11前 9.00	15.00	12後11.00	38.00	53.00
15	2	15	1	1	10後5.00	11前 9.00	16.00	12後11.30	38.30	54.30
16	2	14	1	1	10後5.00	11前10.00	17.00	12後11.10	37.00	54.00
17	4	16	2	1	10後6.00	11前 8.00	38.00	12後12.00	16.00	54.00
18	4	18	2	1	10後6.00	11前10.00	16.00	12後12.00	38.00	54.00
19	2	15	2	0	10後5.3 11早朝	11正午	18.50	13前 1	37.00	55.30
20	2	15	2	0	10後5.00	11正午	19.00	13前 1.30	37.30	56.30
21	3	17	1.5	1.5	10後5.00	11前 5.00	12.00	13前 5.00	48.00	60.00
22	4	16	合計9個 区別不明		10後4.00	11正午	20.00	13前 3.30	39.30	59.30
23	2	14	2	0	10後4.40	11前 8.30	16.00	13前 7.10	46.30	62.30
24	3	17	2	1	10後5.00	11後 2.00	21.00	13後 0.30	46.30	67.30
25	4	17	3	0	10後4.30	11後 1.00	20.30	13後 1.15	48.30	69.00
26	2	15	3	1.5	10後6.00	11前12.00	18.00	13後 4.15	52.00	70.00
27	5	18	3	3	10後6.00	11前 3.00	21.00	14前 5	62.00	83.00
28	5	17	3	0	10後5.1個 11後1.2個	13前 6.00*	41.00または 61.00	15前 8.20	50.00	91.00または 111.00
29	2	14	1	1	10後4.00	15前 3.00	107.00	16後 5.00	37.00	144.00

*11日下痢1回、12日異常なくひまし油服用

る中毒ならん」と通報した⑴。その夜、一一時頃、集団食中毒発生は警察署長名で静岡県庁に電話で知らされた。最初の死者が出たのはそれから一〇時間後の一二日午前九時頃だった（表・浜松1参照）。なお校長が警察に異変を届けたのは「事件」と感じたからではなく、当時まだ厚生省や保健所はできておらず、現在の厚生労働省が受け持つ公衆衛生の業務は内務省そして各地の警察が受け持っていたためだ。

県では一一日の夜から動き始めた。初動体制について県の緑川衛生課長は、調査は「化学的検査」および「細菌学的検査」の二本立てで行った、と証言している。証言には「先ず検体」という言葉が出てくる。この検体というのは、「下痢、嘔吐等の症」を呈している中学生の便であり、吐瀉物である。それらについて化学的および細菌学的検査を行うのだ。この段階ではそれ以外に検査の対象はない。緑川課長は化学的検査について次のように述べている。

五月十一日夜十一時頃浜松警察署長より中毒患者発生の電話によって、即刻石黒技師を派遣し、翌十二日午前五時頃より大福餅六個（紅白各三個）に就て検査に従事せしめたのでありますが、其の状況は次の様であります。

1　先ず検体に対する対策として砒素化合物及び銅化合物並に青酸化合物の有無概略試験の必要を認め……予備試験を行いましたが、反応を認めませんでした。

2　引続き前三種の毒物の外、全般毒物の精密試験を施行し……検査を続けること四昼夜に及び、此の間世評は殆んど毒物混入説に傾いて居りましたが、此等世評に惑はず慎重定性試験の結果、次の金属化合物及び有機物は検出致しませんでした。

銀、鉛、水銀、銅、カドミウム、蒼鉛、砒素、アンチモン、錫、亜鉛、ニッケル、コバルト、マンガン、クローム、バリウム、青酸（チアン）、亜硫酸、燐、フッ化水素（フルオール）及アルカロイド、禁止防腐剤各種、ズルチン、サッカリン（2）

緑川課長は「細菌学的検査」については次のように述べている。（［　］は常石による注釈。以下同様）

十二日午後、中等症状患者四名あり、採便、遠藤平板に培養し、十三日午後に至り白味を帯びたチフスのコロニーより幾分厚きコロニーを多数発見しました。

試験的凝集反応に依りチフス、パラB血清（五〇倍）に凝集し、赤痢食塩水には凝集致しません。……十四日ノイトラルロート、寒天培養瓦斯陽性、此時ゲ氏［ゲルトネル菌］血清の必要を感じました為めに血清を得んと十五日朝衛戍病院に至りました。

……

十五日午後、ゲ氏菌血清に対し定量凝集反応試験を施行し……此の試験によりゲ氏菌に決定しました。（3）

緑川課長の証言から、県にはゲルトネル菌と断定するための反応用の血清がなかったこと、それを衛戍病院、すなわち軍から分けてもらったことが分かる。

軍（陸軍省軍医部）は、県が食中毒の原因は毒物ではなく、ゲルトネル菌という病原体によるものであると断定する前日、一四日の午後七時にはラジオを通じて、そのことを発表していた。つまり県の対応は後追いだった。この差は、ゲルトネル菌の反応用の血清を保有していたかどうかの差だった。

軍にも発生していた

東京の軍医部が中毒事件発生を知ったのは県より一六時間ほど後だった。当時軍医部衛生課員、兼軍医学校防疫学教室の教官として浜松で調査に当った北野政次、一九四二─四五年七三一部隊長、は中毒発生を知った経緯、およびそれに対する対応を二五年後、次のように書いている。情報の流れは表・浜松2に整理してある。引用中の梶塚衛生課長は一九四〇年には関東軍軍医部長となる。彼には一九四〇年の「新京ペスト」の章で出会うことになる。

五月十二日、私は当日陸軍省で勤務していた。午後三時第三師団軍医部より次の電話報告を受けた。「浜松部隊に食中毒患者約四〇名発生、内二十数名入院、発熱四〇度に達するものあり。重症患者多数。原因は兵が五月十日外出し、三好野で大福餅を食べたことに基因す。同日浜松一中にて運動会あり。三好野製大福餅にて二、三百名中毒発生、内死亡四名」。……早速梶塚衛生課長に報表・浜松２　調査の経過（北野政次「防疫秘話」其の二、『日本医事新報』1948号、pp.57-8、1961.8.26および「食物中毒に関する座談会」『日本医事新報』717号、pp.3-21、1936.6.6、により作成）

日時	人・行動	その他
5月11日23時	警察→県庁、異変電話通報	
12日　5時	県の技術者、毒物検索開始	14日には毒はほぼ否定
15時	第３師団軍医部→北野（電話）	検体の東京送付依頼
17時30分	内務省・松尾技師浜松着	
13日　5時	浅見・西山軍医→浜松（列車）着	
6時	2検体東京着（西が分析）	
23時	北野→浜松（列車）	1検体がゲルトネルに凝集
14日　5時	北野浜松到着、岡田教官同行	ゲルトネル免疫血清を持参 午前中に 3体から検出
午後	北野、安部浜松衛戍病院長と三好野へ。並行して解剖（小宮？）	従業員、警察に留置。全国の三好野から人集まる
16時	東京・ゲルトネル中毒と確定	北野・現地で同様の結果得る
19時	小泉・ラジオで発表	
15日朝	秋葉技師、緑川衛生課長	ゲルトネル免疫血清を贈与
	小島三郎、石井四郎着	「富士」に乗車
	安部主催の祝賀会で歓談	
16日	北野帰京	

告すると共に、軍医学校の平野教官に報告した。急を要するので浜松病院に対し、軍医学校に検体を送付するよう電報させた。五月十三日午前六時東京に検体到着し、軍医学校で……分離培養を行った。……浅見、西山両軍医が十三日朝東京を出発し、浜松に到着後直ちに患者糞便より分離培養を行い、北野が十四日朝浜松に到着後直ちに菌検索が出来るように準備した。北野が十三日夜十一時浜松に向う時は、既に送付の糞便二の内一よりゲルトネル菌

> の免疫血清によく凝集する集落を確認していた……
>
> 五月十四日……患者の熱型、症状を診るに、いずれも細菌性食中毒に一致し、患者糞便の分離培地より、ゲルトネル免疫血清によく凝集する集落を認め……十四日午後四時予て打合せしてあった軍医学校の鑑別培地の成績を平野教官より電話で聞き、確信を得たので、平野教官を通じ意見を具申した。同教官は出井学校長と小泉医務局長に報告された。……翌十五日朝、秋葉技師［現東大教授］と緑川衛生課長が浜松病院に来訪された際、ゲルトネル免疫血清をお譲りし、御使用を願った。(4)

陸軍がゲルトネル菌の血清を保有していたのは、陸軍では何回かこの菌による食中毒が発生していたことがあったからだろう。

それにしても非常に素早い対応である。この迅速な行動の裏には患者発生が、虎の子部隊だった「浜松部隊」だったためかもしれない。浜松部隊は当時日本軍では唯一の重爆撃部隊を持つ飛行連隊だった。

浜松にはそれ以前は歩兵第六七連隊があったが、一九二五年のいわゆる「宇垣軍縮」で消滅した。それに代わるものとしてできたのが陸軍第一飛行団に所属する陸軍飛行第七連隊だった。これは他の毒ガス研究開発体制の整備などと同様、宇垣軍縮によって「軍縮」どころが、質的拡充という意味で「焼け太り」の改変だった。

この連隊は第一大隊重爆三中隊、第二大隊軽爆二中隊、材料廠［整備］、それに練習部からなり、その練習部が一九三三年に浜松飛行学校となった。飛行第七連隊は日本陸軍の虎の子部隊であり、飛行学校生はその卵たちである。そこでの異変発生だった。軍としては実質においても、また面子においても、一刻も早く原因を突き止め、拡大を阻止する必要があった。

このときの軍側の被害については次の記述がある。

軍部側にありても5月10日日曜外出の際三好野食堂に於て飲食せる下士官兵中入院患者23名、入室患者19名を発生し不測の衝撃を受けたるが就中飛行第七連隊に於ては入院18名、入室15名を算えたり。(5)

北野のような細菌学者の観点からすれば、ゲルトネル菌による中毒と断定できれば一件落着だった。細菌による食中毒であればヒトからヒトへの感染はほとんど考えられない。患者は食物を通じてゲルトネル菌に感染したのであり、その患者から健康な人がゲルトネル菌に感染することはない。その意味で部隊内でそれ以上に感染が広がる、すなわちその菌に感染していなかった人が新たにその菌に感染することはあり得ない。たとえ患者が出たとしても、それはこの段階で発病していなかっただけで、それが時間の経過で発病しただけで、それは感染の広がりとは言えない。

食中毒でヒトからヒトへの感染は通常ではありえないが、上下水道の整備が不十分で、手洗いなどもままならない状況ではそうとも言い切れない場合もある。浜松一中の生徒の家庭について以下のような観察結果が残されている。引用文中の「地方人」というのは軍人に対して「民間人」という意味だ。

従来ゲルトネル氏菌に因る食中毒は二次感染を来すこと稀なりと伝えられたり。然れども患者が糞便、尿等より事実排菌する以上菌毒力の問題を除外して考えれば二次感染は当然なり。偶々蒐集班は地方人患者家庭に於て原因大福餅を摂取せざるに類似の疾病を発するもの間々あるを側聞し…
…検診竝に材料を採取しえたるもの別表の如し。……特に注意を要するは二次感染患者を発生せし家庭は生計比較的低くして不潔なるもの多く又患者を発するや多数或は全家族一斉に罹患せし点にして、家庭内に於ける「爆発性食中毒」を思はしめ……（6）

二次感染の状況は次の通りだ：家庭数七、一次患者数一九人（内菌を証明した者八人）、二次感染者数一八（疑いを含む）（内菌を証明した者四人）。中学生の家庭の悲惨な状況が目に浮かぶ。

引用中に「菌毒力の問題を除外」という文句がある。これはゲルトネル菌の場合人体を経過すると感染力が低下する、従ってよほど衛生環境が劣悪でない限り二次感染はありえない、ということを意味しているだろう。

北野が自分の仕事を終え、やれやれと考え始めた一五日に東京の軍医学校の防疫研究室主幹の石井四郎、同室嘱託で東大教授の小島三郎が浜松に到着した。彼らの到着を受け、浜松衛戍病院長の「肝煎で祝賀会が催をされ歓談し、一段落したので翌日私は帰京の途についた。その後軍医学校の防疫研究室の諸君が、ゲルトネル菌が如何なる材料を通じて入ったかを研究のため、浜松に赴き研究に従事した」(7)。

石井たちが到着した段階ではっきりしていたことは、軍と民間の両方に被害をもたらしたのはゲルトネル中毒菌である、という細菌学的診断が下ったということだけだ。これまでに軍では何例かゲルトネル菌中毒を経験していたが、一般にはあまり知られていなかった菌の中毒が、死者を出すほどの規模で何故起きたのか、人為的なものではないのか、どんな食物を通じてなのか、などは未解明のままだった。

可能性として、飛行第七連隊を狙った悪意ある攻撃ではないのか、不特定多数を狙ったものではないのか、といった問題が残っていた。石井たちはそうした、特に人為的なものかどうかという問題と、そしてそれが一段落した後はゲルトネル菌の生物学的特徴の研究に取り組んだ。

ゲルトネル菌中毒と餡餅中毒

表・浜松3にみるようにゲルトネル菌の中毒は何回かあった(8)。

陸軍では表の3、6、それに7である一九三三(昭和八)年六月、三五年七月および一〇月にゲルトネル菌による食中毒を経験しており、三五年には死者まで出している。

表の3と6の例では、発生あるいは発病がいずれも衛戍地あるいは帰還してからであり、十分な医療体制もあり死者を出すことはなかった。しかし7の三五年の鳥取での中毒は死者を軍で四人、民間

表・浜松3　日本におけるゲルトネル中毒発生リスト（日本医事新報、717号）

番号	年月	場所	患者（死者）数	原因食品	備考
1	1931.5	神奈川県（秦野と川崎）	90（8）民間	蒲鉾	結婚披露宴
2	1931.9	佐世保	84（4）民間	餡餅	祝の餅
3	1933.6	東京、陸軍糧秣廠	78	野菜サラダ	
4	1934.5	熊本県	84（6）民間		
5	1934.6	兵庫県	39（2）民間		擬似例
6	1935.7	京都での演習、歩兵第8連隊	321（入院48）	天ぷらからも菌検出	
7	1935.10	鳥取での演習、歩兵39連隊	軍：54（4）、民：100強（1）	蛸、竹輪、蒲鉾、鯖その他	演習を歓迎する宴会

で一人出している。これは民間に多数の死者が出て、軍側に出なかった浜松の場合とは正反対の事例だ。

このときは、姫路の第一〇師団の歩兵三九連隊が鳥取県の寒村で秋季演習終了後、地元の人々が開催した歓迎宴の食品が原因となった。これは初めて軍隊が来るということで、地元の人々が何日も前から料理を作り準備していた歓迎宴だった。大きな被害を出したことについて、北野は「演習行軍露営の為疲労しありし事、山間の僻村で衛戍地に於けるが如く完全なる処置を迅速に行い難き」と説明している（9）。

表・浜松3の3の事例、一九三三年六月の糧秣本廠での集団食中毒発生は防疫研究室発足二年目だった。研究室主幹の石井は白川初太郎に菌の検索を命じた。白川は性質の異なる各種の培地に患者の便や血液を植えて、その観察からいくつか種類のあるゲルトネル菌のひとつに相違ない、と判断した。彼は論文の最後に「菌型決定は血清学的検査を行いたる後始めて判定することを得」と書いている（10）。

菌型の決定もできなかったためかこの流行時には、ゲルトネル菌についてそれ以上の研究は行わなかった。このとき軍はゲルトネル菌の血清を保有していなかった、ということだ。

また表・浜松3の7の鳥取の事例については、主に軍隊側について当時軍医学校の甲種学生だった西俊英が、北野の指示で調べている。西は「岡山衛戍病院より送付せられたる患者の糞便及当時の副食物に就き菌検索中、便及副食物（鯖）より、ゲルトネル氏腸炎菌を検出」(11)と書いている。ゲルトネル菌であることの確定は「予定凝集反応を実施せるにゲ菌血清に対しては、即時に著明に凝集せるる……依てゲ菌の疑いを以て爾後の検査は続行せり」(12)。陸軍は二年前にはゲルトネル菌血清を保有していなかったが、お膝元の糧秣本廠出の中毒を契機に準備していたことが分かる。そのため早期の確認が可能となり、それ以後の原因探求も素早く進めることができることになった。

これ以外に「餡」による食中毒例としては、一九二九（昭和四）年七月に京都で、土用入りに際して用意された餡餅で約二〇〇人の患者がでたことがある。このときは死者が出るほどでもなく、厳密な調査がなされず、病原体の特定はなされなかった。この例を含め、餡餅が食中毒を引き起こした例としては、浜松の事例は三例目で、餡餅による食中毒はめったに起きていないことが分かる(13)。

餡餅による食中毒が少ないのは、製造のいずれかの段階で、餅にするもち米を蒸す、餡にする小豆を煮る、といった加熱する工程を経ていることがひとつの要因だ。さらに餡の場合は、砂糖などの糖分が菌の増殖を抑える効果もあるようだ。加熱が食中毒菌の殺菌に役立つという経験からすると、表・浜松3の6は特異だ。天ぷらからゲルトネル菌が検出されている。天ぷらは高温での調理だ、本来ならゲルトネル菌も死滅するはずだ。これは、盛り付け後、天ぷらの温度が下がってから別の食品についていたゲルトネル菌が移動し、さめた天ぷらの上で増えたものと考えられる。

軍と民、両方での患者発生——情報開示

運動会から四日目、一四日夜、陸軍の小泉医務局長はラジオの放送を通じて、浜松の中毒の原因はゲルトネル菌という細菌によるものであること、したがって一般的な衛生に気を配ればヒトからヒトへの感染はないことなどを訴え、事態の沈静化を図った。

食中毒の原因がゲルトネル菌によることがほぼ解明された一四日に、陸軍軍医学校防疫研究室の研究チームは浜松に到着した。チームの一員、今瀬一夫三等軍医正らは到着の日の状況を次のように書いている。

　14日中に衛戍病院竝に憲兵分隊より得たる情報次の如し。
　三好野に於て調整せる大福餅を食し罹患せる者は浜松地方民特に浜松第一中学校生徒竝に其の家族等1、587名に達し、内死亡者38名あり。軍部罹患者は日曜（10日）外出中三好野に於て食せるものにして入院患者23名、入室患者19名あるも死亡者なし。中毒の原因は地方側に於ては毒物説高く、全く細菌を考慮しあるものなし。憲兵隊は三好野の家族、傭人等の身元素行調査に従事しあり。同日午前10時憲兵3名を帯同して三好野に至り、詳細なる調査を行い多数の物的資料を押収し

て軍医学校に急送せり。(14)

中毒の原因がはっきりする前から、被害のあまりのひどさに「毒物説」が言い立てられ、それで人々がパニックになっていた可能性が高い。「十三日午後になると腐敗とか毒物混入等のデマが飛んで市民の神経が極度に尖っていた」(15)という証言がある。これは何かを仕掛け、パニックを起そうとする側にとっては、不確かな、恐怖をあおる情報を流すと効果的ということであり、他方それを抑える側にとっては、正確な情報をいち早く提供することが重要ということだ。それが早い段階での、浜松の中毒は病原体による食中毒であるという、陸軍によるラジオでの発表となった。陸軍の発表には中学生もゲルトネル菌中毒であるという、「ウソ」あるいは「未確認情報」が含まれていたのだが、これは不安な気持ちを静めるため、パニックを誘発させないためには必要な措置だっただろう。

患者が兵隊だけであれば情報統制が可能で、毒物説などが拡散することを防ぐこともできるだろうが、むしろ患者数や被害は民間側が圧倒的に多かった。彼らに対して情報を制限すればそれだけ疑心暗鬼となり、あらぬうわさがさらに駆け巡ることになっただろう。それがさらに不安を煽ることになる。こうした点に関して北野は次のように書いている。

患者の発生が軍隊だけでありますと……現地で三株発見した菌の予定凝集反応、形態、運動、グラム染色、定量的凝集反応等も全く一致して居りますので、病名の決定は容易でありますが、今回

は大部分の患者は民間側にあり、原因に就いては種々論議されておりますので、慎重なるを要します。(16)

原因についていろいろ議論というのは何者かが毒をまいた、悪意を持った人間の意図的な犯罪である、といった噂が飛び交っていたことを指している。これだけ大きな被害となったのだから当然だが、浜松市民は不安におののいていた。北野によれば、その不安を打ち消すために、早急に軍の検査結果、ゲルトネル菌による食中毒という事実を一般に知らせる必要を感じ、その旨「意見を具申した」結果、一四日午後七時の小泉医務局長によるラジオを通じての広報となり、「その発表後……一斉に各新聞記者に発表し、地方官憲にも通知した次第である」(17)という。

北野の言う「軍の検査結果」は実は、中学生についてのものではなく、飛行連隊の兵隊たちについてのものだ。「現地で三株」とあるのは衛戍病院に入院した三人の兵隊の便から採った菌だ。それもあり、軍側だけの発生なら事は簡単だが、「大部分の患者は民間側にあり……慎重」を要する、と判断した。ラジオ放送の段階で民間人の死者が三八人で、軍側はゼロだ。被害にこれだけ大きな差がある以上、浜松一中生を中心とする民間人と軍人それぞれの食中毒を同列に扱って良いものかどうかは問題だっただろう。

北野たちが解明したのは、兵隊たちの食中毒の原因はゲルトネル菌である、ということだけだ。北野たちは、鳥取のゲルトネル中毒の際に西俊英がやったような、食材の分析は行っていない。したがって確実性の高い推測として、菌は三好野の食品を通じて摂取したものだろう、ということだった。そしてその食品は、中学生たちの発病状況から大福餅で間違いなかろう、という判断だった。北野たちは中学生およびその家族からゲルトネル菌を検出していたわけではなく、治療にあたっている医者たちから聞いた彼らの症状や、兵隊たちが同じ三好野の食品を通じてゲルトネル中毒となったという状況証拠から、中学生たちもゲルトネル中毒であろうと、判断したものだ。

この段階での事実は、中学生の症状と兵隊たちからゲルトネル菌が分離されたという二点だ。この二つの事実が相互作用を起し、互いにもたれ合う情報、兵隊たちがゲルトネル菌に汚染されたのは大福餅の摂取を通じてであるという情報、中学生が食中毒を起したのはゲルトネル菌によるという情報、が出現したのだった。実際に中学生の食中毒の原因がゲルトネル菌によるものと細菌学的に断定されたのは、一五日になってからだった。

一五日、午後一一時になって静岡県衛生課は次の発表を行った。

今回の浜松市に於ける中毒事件に付其原因を探求した結果ゲルトネル氏腸炎菌と認むべきもの一四種中三種を選び血清学的確定試験を行いたるにゲルトネル氏腸炎菌と断定すべき菌を認めたり、而して本病即ちゲルトネル氏腸炎菌に依る疾病は主として動物間に流行し人より人に接触伝染すること殆んどなきものなればこの点一般は先ず安心して可なり。(18)

第二章　浜松菌確定後

菌特定後の調査体制

被害の差をどう考えるか――民間人と軍

民間人の被害は最終的には患者二二五〇人で、死者は四六人。他方兵隊は患者四二人で死者はいない。患者数の違いは、原因となった大福餅を受け取った人の数からみて当然だが、死者の有無は感覚的には大きな差だ。しかもその死者数は四六人に上っている。こうした表面に現れた違いについて世論は違和感を感じたようだ。

陸軍省の梶塚衛生課長の次の発言はこの点を意識してのものと考えられる。この発言は運動会から一七日後、五月二七日の座談会でのものだ。これは時期的には、何故民間にこれだけの大きな被害が出て、軍は入院患者だけで済んだのか、という怨嗟の眼差しが向けられ、羨望の声が寄せられていた頃である。

陸軍は手が多いからといわれている様ですから、御断りして置きますが、陸軍側では今回の事件で……矢張り手不足で患者の診療や病理の探査で土地の衛生部のものは不眠不休の働きをした様です……今回は幸い衛戍地に発生したので比較的迅速に処置することを得ましたが、軍隊だからと云って必ずしも好状態とは云えません。(1)

梶塚の発言の衛戍地というのは、軍が常駐している土地の意味で、そこには衛戍病院という名の陸軍病院が設置されていた。浜松は衛戍地であり、衛戍病院もあった。

実際のところはどれほどの差があったのだろうか。被害は最終的には、民間人の死者四六人、患者二二五〇人で、死亡率は二・〇%となる。兵隊の患者数四二人の二・〇%は〇・八四人で、一人にはならない。こうした計算だと兵隊に死者が出ていなくても不思議ではない。もう少し厳密な比較をするには、運動会当日の一〇日、日曜日に大福餅を受け取るあるいは購入したグループで比較する必要がある。そうした集団として患者総数が分かるのは中学生であり兵隊である。この両者に絞って比較し検討してみる。

「生徒総員1009名の中罹患者845名」(2)だが、実際にはこの日一三人が欠席だった、そのうちの死者は二九人で、死亡率は三・四%となる。他方兵隊の患者四二人の三・四%は一・四四で、一人をはるかに超える。しかし実際には死亡者は出していない。これだと少なくとも一人死亡者が出てもおかしくはないことになる。

ついでに発病率もみておくと、中学生で八四・八％（九九六人中八四五人）、兵隊（第七連隊）では餅を食べた三八人中三三人発病の八六・八％で、むしろ軍の方がわずかだが高くなっている。しかし、九九六人の中学生が大福餅を受け取ったことは確かだが、全員が食べたわけでもない。他方三八人の第七連隊の兵隊は全員が大福餅を食べ、そのうちの三三人が発病だ。となると、発病率についても中学生と兵隊とでは、前者の方が高かったのではないかと思える。他方で、兵隊と違い中学生は医者に行かずに、患者として把握されていない人がいる可能性もあり、発病率にはそう大きな差はないと判断できる。

中学生と兵隊という二つのグループの被害の実態には大きな差があるとは言えないが、疫学的に全く別個の集団が同様の症状を訴えたことは、原因究明のひとつの重要な糸口となる。二つのグループの共通項は、五月一〇日に三好野の食品を摂取したことと、その後下痢などの症状が出たことだ。中学生が食べたのは紅白の大福餅だが、兵隊たちはそれ以外に多種多様のものを摂取している。

最初に必要なことは、二グループの食品摂取状況と病状とを十分に調べ、といってもそれは患者からの聞き取りが中心だが、それぞれのグループの症状の原因食品を突き止めることだ。この段階では中学生の被害状況から大福餅が原因食品である可能性はきわめて高いが、三好野で販売していたそれ以外の食品については中毒の原因とはならなかったのかどうかは不明だった。大福餅が原因であると絞り込むことができて初めて、中学生および兵隊一人ひとりの症状の違いの原因は何か、受けた医療の差か、いくつ食べたかという摂取状況の違いか、それとも個人差かなどといったことが解明できる。こうした疫学的課題に取り組んだのが、前節で触れた、出足の遅れた防疫研究室の研究チームだった。これは初動調査で出遅れた彼らとしては失地回復の機会となっただろう。その分彼らの研究を割り引いて読む必要もあるかもしれない。

防疫研究室の第一陣、今瀬三等軍医正および小口一等軍医が東京を出発したのが一三日の午後一一時であり、浜松に到着したのは一四日朝であり、北野らと比べ初動で三六時間、一日半の遅れだ。時間的に言って、彼らが出発準備をしている頃病因がゲルトネル菌であることがほぼ突き止められており、東京出発時あるいは浜松到着時にその事実を告げられたことだろう。

彼らも本来は、病因の解明をしたかったはずだが、それはすでに完了しており、それ以外の「仕事」を見つける必要があった。そのあたりの苦しい事情を防疫研究室の研究者、今瀬たちは次のように書いている。

当時……既に北野軍医正を長とする陸軍軍医学校防疫学教室細菌検索班の作業進行中にして軍部入院患者の糞便中よりゲルトネル氏菌を証明ありたるを以て今瀬、小口の調査班は本来任務上原因食に病原菌（又は毒物）を添加せしめたる材料竝にこれが動機の探査を最急務と認め、此の目的のために行動を開始せり。(3)

一五日早朝には防疫研究室主幹の石井を始め佐藤軍医正、板倉、吉田、内藤の各軍医、雇傭人若干名が浜松に到着し、陣容が強化された。石井らの一行には東大の細菌学の教授、小島三郎が加わっていた。彼は浜松行きについて医学者らしい言葉を残している。「其前日の夜にゲルトネル氏菌なりという陸軍の発表をききましたのですが、私が十五日現地へ行くと、丁度緑川衛生課長が駅に来ていて、解剖をやっている所です。これはよい時に来たと思って直ぐに鴨江病院へ駆けつけて見せて貰いまして検索する材料を貰いました」(4)。

石井到着以後の防疫研究室の調査の概況は以下の通りだ。

15日、調査班は更に憲兵と協力して三好野の防疫学的、法医学的探査に努むると共に憲兵を援助して三好野従業員の動静捜査に当たりつつあり。

16日午前中調査班は草味薬剤官（昨夜来浜）を加へ憲兵3名を帯同して三好野に至り、恰も同店臨検中なりし松井検事と接渉して三度同店内の精査を施行し、多数の資料を採集せる他憲兵は更に一部の家宅捜査をなしたり。尚草味薬剤官の要求により小豆4種（内3種は三好野の取引先増井商店より）を蒐集す。以上の諸物件は同日中軍医学校に送付せり。午後憲兵隊分隊長より浜松地方に於ける反軍的行動の有無、思想的要注意者、外人、朝鮮人等の動静、其の他本事件に関し調査せる事項を聴取し今後の方針に付懇談す。

……主幹の命に基き連日憲兵分隊長と連繋謀議し、特殊方面に対する周到なる捜査を企画すると共に衛戍病院長、材料蒐集班と協力して原因の調査に努む。(5)

石井機関らしく人為的感染(この中には故意のものと過失によるものがある)および自然の非人為的感染の両面作戦で、食中毒を追うことになる。浜松の食中毒で防疫研究室の研究者たちが「防疫研究報告」2部に発表した論文のリストは表・浜松4の通りだ。

汚染食品の特定――民間と軍との摂取物の比較対照

中毒が人為的なものであれ、非人為的なものであれ、まずやらなければならないのは原因となった病原体が付いていた食品の特定だ。

原因食品の絞り込みのために、一〇日日曜日に飛行第七連隊の兵隊たちが三好野で何を食べたかの調査が行われた。

入院一八人および入室一五人、合計三三人に共通し、食中毒とならなかった六八人とを分けるものは、大福餅を食べたか、食べなかったかという点だった。入室というのは入院するほどではないが、兵舎での日常生活が無理な患者は部隊医務室の休養室で治療を受けたことを意味している。発病した三三人に共通するのは全員が大福餅を食べている。六八人中に大福餅を食べた者も五人いたが、それ

表・浜松4　防疫研究室の研究員の論文リスト　(「防疫研究報告」第2部、タイトル中のカタカナはひらがなに直している)

号数	著者	タイトル
388	白川初太郎	浜松市に於ける食中毒菌検索成績
389	白川初太郎	浜松市食中毒ゲルトネル氏菌の生物学的性状に関する研究〔前篇　其の1〕
390	白川初太郎	浜松市食中毒ゲルトネル氏菌の生物学的性状に関する研究〔前篇　其の2〕
395	白川初太郎	浜松市食中毒ゲルトネル氏菌の生物学的性状に関する研究〔後篇　其の1〕
396	白川初太郎	浜松市食中毒ゲルトネル氏菌の生物学的性状に関する研究〔後篇　其の2〕
397	今瀬一夫	浜松市食中毒 Gaertner氏菌の生物学的性状に就て、附糧秣本廠食中毒Gaertner氏菌との比較
398	井上隆朝	浜松市に爆発せるゲルトネル氏菌による細菌性食中毒患者血清に対する血清反応検査成績
399	今瀬一夫 小口亘	浜松市に於けるゲルトネル氏菌患者多発に関する調査報告
408	白川初太郎 江口豊潔	浜松市食中毒菌検索材料中に於けるゲルトネル氏菌患者多発に関する調査報告
409	内藤良一	各種食用澱粉性粉末就中浜松市三好野に於て大福餅製造時に使用せる澱粉中にゲルトネル氏菌が増殖し得るや否やに関する実験
410	内藤良一	浜松市三好野大福餅に使用せる黒漉餡中にゲルトネル氏菌が浸透し得るや否やに関する実験
417	佐藤大雄	餡中に於けるゲルトネル氏菌は増殖し得るや其の数量的検査に関する研究
418	佐藤俊二 板倉純 吉田徹 内藤良一	浜松第一中学校生徒食中毒死亡者の罹患状態に就て　附二次感染に就て
419	板倉純	浜松市食中毒と鼠との関係に就て
420	内藤良一 八木澤行正	澱粉のゲルトネル氏菌吸着現象に関する実験
439	勝矢俊一	浜松食中毒に関する統計的観察
440	白川初太郎	陸軍糧秣本廠食中毒ゲルトネル氏菌の生物学的性状に関する研究

以外の六三人は大福餅を食べていない（表・浜松5参照）。これ以外に航空学校などの生徒にも患者は出ておりその総数は最終的には四二人。

彼らが飲食したものは表・浜松5にあるように、大福餅以外に、アイスクリーム、カレーライス、鮪寿司など二八種類だった。このうちカレーライスのように調理の最終段階で加熱するものは、その加熱で病原体は死滅するので、それによる食中毒はありえない。しかし吹雪饅頭、最中それに鮪寿司などは最終段階での加熱処理はなく、これらが汚染されている可能性はあったが、その摂取で中毒患者は出なかった。すなわちそれらは汚染されておらず、汚染は大福餅に限られる、ということになる。

兵隊についての調査で、原因となった食品は大福餅に絞られた。原因食品が全てにわたるのであれば、製造過程よりも、販売に問題がある可能性が出てくるが、どうやらそうしたことはないということだ。

三好野では大福餅を三種類製造していた。餅が赤で中が白の漉（こ）し餡の紅大福、餅が白で中が黒の漉し餡の白大福、それに潰（つぶ）し餡の豆大福だった。中学生に配られていたのは紅白の大福餅三個ずつだった。三好野は紅白の大福六個入りの袋を一〇四〇袋製造した。大福餅はそれぞれ三二〇〇個程度製造したことになる。中学に納めるつもりで製造した白大福のうち約二五〇個が余ったので、三好野では日曜日に販売していた。

大福餅は紅大福と白大福とでは餡や着色剤といった材料が違っている。次の問題は、ゲルトネル菌が混入していたのはどちらなのか、両方なのか、あるいはそれ以外、豆大福にも汚染は広がっていた

表・浜松5　飛行第7連隊兵士の飲食物リスト（「浜松市に於けるゲルトネル氏菌罹患者多発に関する原因調査報告」今瀬一夫、小口亘、「防疫研究報告」第2部399号、受付：1936年6月）

飲食品	入院	入室	罹患せず
大福餅	4	3	
大福餅、桜餅	1		
大福餅、吹雪饅頭		1	
大福餅、黒饅頭	2		
大福餅、鹿の子	1		
大福餅、桜餅、ドラヤキ		1	
大福餅、桜餅、吹雪饅頭	1		
大福餅、ドラヤキ		1	1
大福餅、吹雪饅頭、黒饅頭			1
大福餅、蜜豆	1		
大福餅、アイスクリーム			1
大福餅、桜餅、ドラヤキ、蜜豆、支那そば	1		
大福餅、黒饅頭、親子丼	1		
大福餅、鹿の子、支那そば	1		
大福餅、黒饅頭、吹雪、汁粉、蜜豆、支那そば		1	
大福餅、支那そば	4	6	2
大福餅、卵丼	1	1	
大福餅、支那そば、ハヤシライス		1	
吹雪饅頭			2
吹雪饅頭、ドラヤキ、フルーツポンチ、支那そば			1
キンツバ、最中			1
汁粉			2
支那そば			13
支那そば、蜜豆			1
支那そば、洋酒			1

飲食品	入院	入室	罹患せず
支那そば、ビール			1
支那そば、焼飯、アイスクリーム			1
ライスカレー			3
ライスカレー、蜜豆			3
ライスカレー、アイスクリーム			2
ハヤシライス			2
ハヤシライス、蜜豆			1
ハヤシライス、アイスクリーム、蜜豆			1
ハヤシライス、ミルク			1
オムライス			2
カツライス			4
ランチ			1
ランチ、アイスクリーム			1
チキンライス			2
チキンライス、焼飯、コーヒー			1
親子丼、アイスクリーム			1
親子丼			2
天丼			2
五目飯			1
五目飯、蜜豆			1
焼飯			1
鮪ずし			1
蜜豆			6
アイスクリーム			1
合計	18	15	68

のか、ということだ。原因となった食品を特定して、次にはその製造過程のどこで汚染されたのかを究明することになる。

大福餅が原因食品として絞り込まれたが、三種類の大福餅のうちのどれが、あるいは全てが問題なのかが次の課題だ。中学生に配られた紅白の大福餅は約六〇〇〇個だが、今瀬らの調査では、三好野ではその準備に追われ、六日から九日までの間は紅白の大福餅の販売はしていない。他方、潰し餡の豆大福は販売していた。後でみるように、七日のある時刻以降に豆大福を購入した人がゲルトネル菌による中毒を発症していた。これは漉し餡の紅白の大福餅、潰し餡の豆大福餅全てがその程度に強弱はあってもゲルトネル菌で汚染されていた、ということだ。

三好野に残っていた大福餅の原料を収集し、それについて菌の有無を調べた。収集した物件数は三〇余りで、点数で二〇〇点を超えた。その主なものは表・浜松6の通りだ。

菌の有無を調べた結果、菌が出たのは「浮粉」だけだった（表・浜松7参照）。浮粉が原因であれば、それは大福餅の製造では必ずいくつかの段階で使用され、欠かせないものであり、製造していた全ての、三種類の大福餅がゲルトネル菌に汚染されていたことの説明はつく。また表・浜松8の工業学校で大福餅を食べてはいないが、それと接触した可能性が高い桜餅などを食べた人が軽症とはいえ発病していることも説明がつく。

しかし病原体の検出は作業用粉箱内のものと、大福餅にまぶされていたものからだけであり、在庫の未開封の浮粉では全く検出されなかった。となると浮粉は作業場でゲルトネル菌に汚染されたとい

表・浜松6　三好野における収集物件リスト（同前）

食材	説明
小豆	漉餡には地小豆（遠州小豆）潰餡には北海道産小豆を用いる。五色小豆は浜松にて見当らず神戸方面には北支より輸入せられありと言う。
砂糖	無色のザラメ糖を用いる。
塩	普通食塩および焼塩
浮粉	㊀優雪印にして千葉県高橋商店詰甘藷粉なり。
餡	黒漉餡、潰餡は自家製、白漉餡は既製品を市内石川製餡所より購入し唯砂糖の練込は自家に於て行う。
餅	浜松付近に於て産する餅米を用いる。
餡箱	餡を収めて貯蔵するに用いるものと作業の際用いるものとを区別す。貯蔵用のものは木製または瀬戸引鉄葉製、製饅用のものは木製にして木製のものは内側に亜鉛板を張る。何れも蓋なく常時網戸棚内に格納す。
粉箱	餅および大福餅の製造に用いる浮粉を容れ木製にして蓋を有せず網戸棚内に収納すというも屡々作業場内に放置せらるることあるものの如し。
餅菓子並べ板	12枚あり木製にして清拭は不充分の感あり。浮粉、メリケン粉等の粉末を附着す。
大福餅	普通三好野に於て調整しあるは豆大福（潰餡）にして 5月10日のみ注文により黒漉餡大福（白皮）および白漉餡大福（赤皮）を製し浜松一中に納入せり。当日は其の残品たる黒漉餡大福若干を店売せり。
餡殻	三好野の餡殻は毎日市内引野某に与えありて同人は之を他の残飯類と共に豚24頭、犬１頭、鶏15羽の飼料とせり。
食用紅	紅餅用として使用せるものにして東京市谷川商店製桜印とす。

うことになるのだが、いつどのようにして、が次の課題だ。

汚染時期の特定

どのようにして汚染されたのかを後になって再現するには、それがいつのことであるかを絞り込まないと難しいことが多い。そこで、三好野の食品を摂取した人についての聞き取り調査を行うことになる。何時以降、何を食べた人が食中毒を起したかをトレースすることになる。これは食中毒の広がりがどの程度かを知る上で必要だし、さらに埋もれている患者の発掘にも寄

表・浜松7　菌検索成績（同前）

種類		G菌	摘要
小豆	北海道	−	五色豆（あほひ豆）は使用せず
	遠州	−	
大福	浮粉	+	五色豆（あほひ豆）は使用せず
	餅皮	+	
	餡（白）	+	
	餡（黒）	+	
作業粉箱内浮粉		+	浮粉は㊀優雪と称し千葉県産高橋商店詰とす
未使用浮粉	三好野	−	
	増井	−	
	小塩	−	
	高橋	−	
大福製造板削り屑の粉		+	
砂糖（ザラメ）塩		−	
作業用餡箱内の黒餡		+	浮粉を混入しあり
作業粉箱内浮粉		+	浮粉は㊀優雪と称し千葉県産高橋商店詰とす
貯蔵箱内	黒餡	−	大福1個分位宛を一女給試食せるも罹患せず（9日夜）
	白餡	−	
	潰餡	−	
餡殻			豚および犬に飼料として給せるも罹患せず
製造器械の洗浄水	餡漉機	−	
	さらし桶	−	
	水切桶	−	
	餡漉袋	−	
工場内使用水及び汚水		−	
便所手拭		−	
餡箱内の鼠糞		−	
工場内捕獲鼠		+	鼠の捕獲数4頭中1頭に陽性
猫糞		−	
猫の諸臓器		−	

与する。

漉し餡を使った紅白二種類の大福餅を店頭販売していなかった六日から九日にかけても、潰し餡の大福餅（豆大福）は製造し、販売していた。このことが汚染時期の特定に役立つことになった。詳細は表・浜松8をみていただきたいが、要点を概略的に述べれば以下のようになる。

六日に三好野の豆大福を食べた五〇人に異常はなかった。この段階では浮粉はゲルトネル菌に汚染されていなかったことになる。七日になると異常なしのグループと、発病したグループとに分かれる。

七日に三好野で豆大福を購入し、食べた杉山家では発病した人は出なかった。同家が何時購入したかははっきりしない。時間がはっきりしている例では、七日正午に豆大福を店で食べた落合が発病しているが、一緒に食べた他の二人、一人は店主木俣万三郎、は異常なしだ。落合ともうひとりが各四個、木俣が二個食べた。もし同じように汚染されていたとすれば、発病率は三分の一となる。しかし実際には、餅によってゲルトネル菌の量は違っていただろう。したがって三人について発病率を計算しても統計的意味はない。

七日の午後になると、この暫定的な目安、発病率ははるかに上がる。七日午後五時、浜松工業学校では、三好野で餅菓子を購入した。豆大福を食べた九人中七人が発病した。さらに、午後七時、飛行第七連隊長岩下の家族が豆大福を食べ、長男、次男、妻が発病した。長女は発病しなかった。これら発病した人は、早い人で八日午後、遅い人でも一〇日昼間に発病していた。一〇日、中学校で紅白の大福餅が配られたのは、午後三時だったが、それまでに三好野の豆大福が原因で食中毒を発病してい

【9日購入分】

豆大福・黒餡	豆大福・白餡	豆大福・漬餡	桜餅	柏餅	吹雪	鶯餅	ドラヤキ	田舎饅頭	黒饅頭	ケーキ	その他	罹患有無	喫食者
			○									−	加藤某家２名
		○										＋	同上２名
			○				○					−	愛生会３名
		○										＋	トモエ自動車５名
								○				−	同上　数名
		○					○					−	金原染料店10数名

【10日購入分】

豆大福・黒餡	豆大福・白餡	豆大福・漬餡	桜餅	柏餅	吹雪	鶯餅	ドラヤキ	田舎饅頭	黒饅頭	ケーキ	その他	罹患有無	喫食者
		○										＋	村田医師知人Ａ家　数名
		○										＋	同上Ｂ家　数名
		○										＋	同上Ｃ家　数名
		○										＋	同上Ｄ家　数名
		○										＋	同上Ｅ家　数名
		○										＋１名死亡	制帽会社４名
			○				○		○			−	同上　12名
		○										＋	郵便局　10名
		○										−	同上　２名
				大福以外であるが種類不明								−	同上　４名
		○										＋	国領屋旅館３名
○												＋	坂下某家３名
	○											＋	同上３名
○	○									○		＋	堀田某家１名
○												＋	同上２名
	○											＋	同上１名
○	○											＋	鈴木某家４名
	○											＋	同上２名
○	○											＋	大木某家１名
○												＋	同上２名
	○											＋	同上１名
○	○											＋	片山某家１名
○												＋	同上１名
	○											＋	同上１名
○	○											＋	中本某家２名
○												＋	同上３名
	○											＋	同上４名

表・浜松8　大福餅摂取状況（同前）

豆大福・黒餡	豆大福・白餡	豆大福・漬餡	桜餅	柏餅	吹雪	鶯餅	ドラヤキ	田舎饅頭	黒饅頭	ケーキ	その他	罹患有無	喫食者
【6日購入分】													
		○	○	○		○	○					−	循環自動車13名
		○							○			−	龍禅寺校23名
		○										−	金原染料店10数名
【7日購入分】													
		○	○									−	杉山某家数名
					○			○			○（カノコ）	−	河合某家数名
		○	○	○								+	工業学校4名
		○	○	○					○			−	同上2名
			○	○								+	同上4名
		○	○									+	同上3名
			○									−	同上1名
			○	○								−	同上4名
		○		三好野に会合7日								−	木俣某　2個
		○		正午頃食す					○			−	芹沢某　4個
		○										+	落合某　4個
		○										+	岩下飛7連隊長家族3名
		○										−	同上1名
【8日購入分】													
		○										+	岩本医師知人A家3名
		○										+	同上B家3名
		○										+	岩本関係寺院2名
			○		○					○		−	喜千の家　数名
			○			○						−	東洋看護婦会　数名
			○									−	丸中某家　数名
		○										+	元城駅員14名
		○										−	同上2名
		○										+	鴨江寺2名
		○										−	同上1名
			○		○		○					−	ハイヤータクシー　数名
		○										+	飯田林大家4名
		○										+	飯田関係円通寺3名
		○										+	飯田林平家4名
		○										+	飯田とよ家3名
		○										+	中村はつゑ家2名

た人が、少なくとも一一人には上っていたこととなる。

この段階で、七日の製造分から大福餅はゲルトネル菌に汚染されていたであろうというところまで絞り込まれた。（表・浜松9を参照、表の五〇〇匁（×3.75＝グラム）は1.875kgである）

さらに九日に三好野の豆大福を食べて、発病した人が四〇人いる。このうちの少なくとも半分以上は、一〇日の昼間までに発病していたと思われる。

つまり、中学生に紅白の大福餅が配られた時刻、午後三時までに、三〇人以上の人が食中毒を発病していた、ということだ。こうした情報がきちんと伝わっていれば、四六人の死者まで出す集団食中毒は防げた可能性が高い。またそうであれば、三好野が廃業することも、店主木俣が「犠牲者の墓を建て、その菩提を弔」（6）うこともなかったかもしれない。

これは情報伝達の問題だが、浜松の流行では次のような点も反省点として指摘されている。浜松市医師会長の坂本辰平は救護班の手が足りないにもかかわらず「市役所の外に中学校にも救護本部が出来ました為、相互の連絡が全く保てず……市役所の救護班と学校の救護班とが患家で遭遇」（7）するということがあった、と反省している。こうした状況は患者発生が一段落した一六日になって改善された。静岡県衛生課長、緑川門彌によれば「救護本部が市役所と中学校に置かれていましたが、十六日は第三師団軍医部からの救護班が来てから統一されました」（8）という。これは大規模な病気の発生にたいしては民間でできることには限界があったということかもしれない。しばしば引用している座談会の終了間際に、静岡県の藤井義明技師は「今度の防疫陣は民間の空気銃を以て陸軍の大砲に向

表・浜松9（同前）

浮粉ト大福餅ノ製造並ビニ罹患トノ関係表

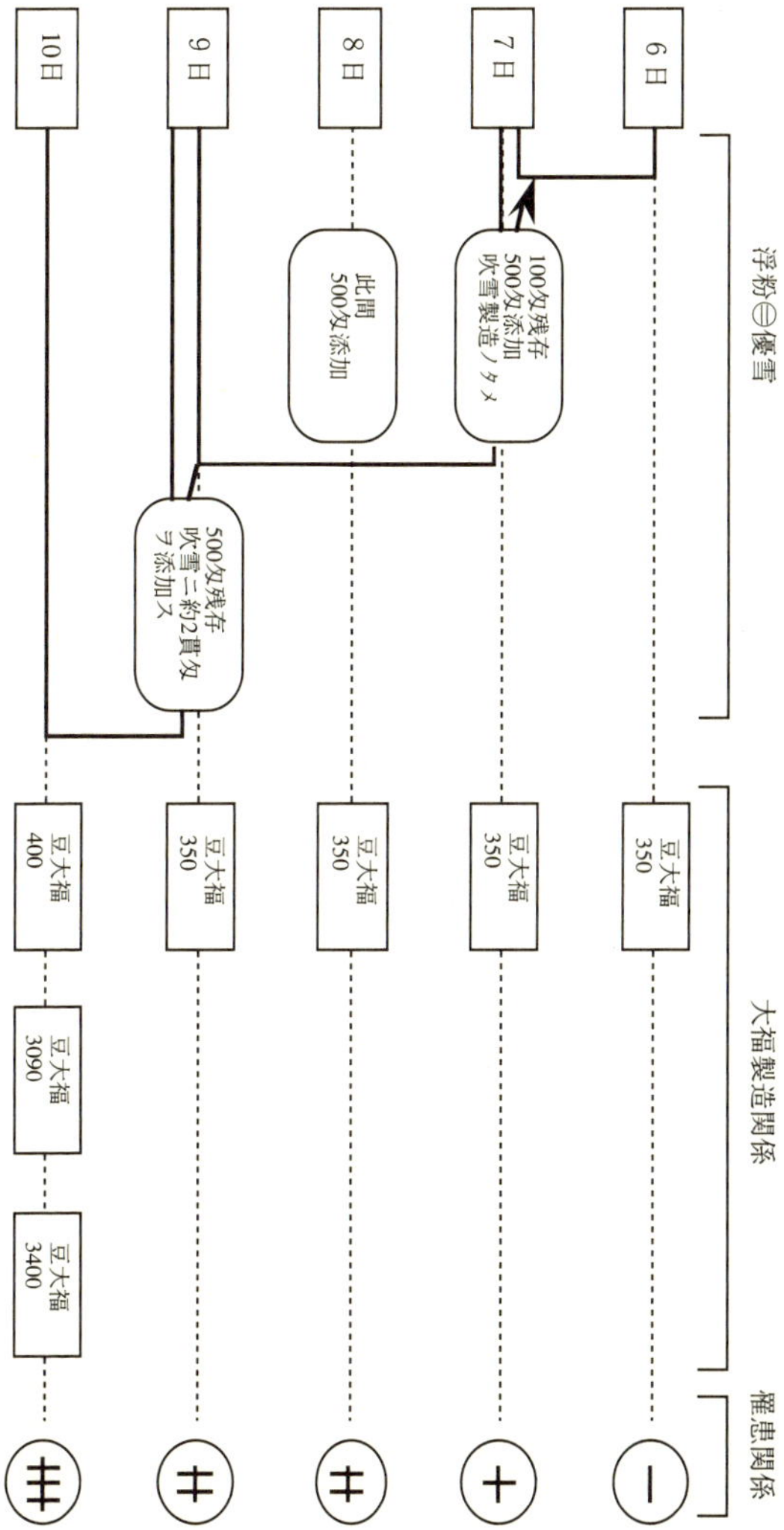

った様なものでした」(9)と述べ出席者の笑いを誘っている。

汚染経路——どのように汚染されたか

浮粉が七日の、多分午前中にゲルトネル菌で汚染されたと推定できる。そしてそれ以後に製造された餅製品にはゲルトネル菌が混入した。

その日餅製造に当たった従業員の行動について聞き取り調査をすることとなる。

三好野で餡餅の製造を行っていたのは通常、職人のAからDの四人だった。このうち白大福(中身は黒餡)の製造はAとBだった。紅大福(白餡)はCとDだった。このうちのAとBとがそれぞれ一〇日毎に交代で製造主任を務めていた。大福餅製造中にBとDは一個ないしは二個食べていた。Bには軽い下痢症状が出ていたが、Cは自覚症状がなかった。しかし検便の結果、Cからはゲルトネル菌が検出された、だが彼は発病しなかった。それ以外のA、Dそれに下痢症状を示していたBから菌は検出されなかった。

A~D以外の従業員、店主も含め一六人についても検便を五回行った結果、大福餅を食べ、軽い下痢症状を呈していた店主の妻以外からはゲルトネル菌は検出されなかった。女給仕も紅白の大福餅を各一個食べていたが、検便の結果は問題なかった。五回の検便の結果は、Cも店主夫人も検出されたのは一過性のゲルトネル菌であり、彼らが浮粉を汚染したとは考えらない、ということになった。これで従業員による、人為的だが、非意図的な感染の可能性は消滅した。それは謀略の可能性が消えたというわけではない。

ここでは非人為的感染についてみておく。多分それが実態だと思われる。

今瀬らの論文は章をひとつ割いて「第7章　ゲルトネル氏菌付帯の動機に関する考察」(10)として以下の1～6節にわたり考察している。このうち2節についてはすでにみた。また3節についての結論は、納入された浮粉はほぼ「シロ」だが、七日から八日にかけて使用されたその一袋だけが、納入前に汚染されていた可能性は残るとしている。この疑惑は、「防疫研究報告」2部の二本の論文、409号と410号の研究を踏まえたものだ。ここでは1節についてみておく。なお4節以降は後の章でみる。

第1節　鼠及其の他の動物に就て
第2節　菌保有者に就て
第3節　購入前より浮粉内に菌保有の有無に就て
第4節　容疑者関係に就て
第5節　新聞記事竝に投書に現われたる観察
第6節　気象との関係

1節では「製造所内に於て捕獲せる鼠は4頭にして内1頭腸管内よりゲルトネル菌を証明せり。貯蔵用餡箱内に発見せる鼠糞には該菌を証明せず。店内殊に製造所に於て可成り頻回に鼠の出入りあることは従業員の言に徴するも明にして」としている。

別の研究者、板倉純三等軍医正がネズミについて詳しく調べている(11)。それによれば「三好野商店に於て入手せる鼷鼠（死後数日を経過……）一匹より、天井裏に於て採集せる鼠糞よりゲルトネル氏陽性」そして「浜松市内に於て捕獲せる鼠102頭中ゲルトネル氏菌陽性なりしは8頭」だったという。さらに彼は「鼠体上吸血昆虫体内にはゲ氏菌を認めざり」というところまで調査をしている。ネズミに付くノミやシラミがゲルトネル菌を媒介するのであれば、それらの昆虫はこの細菌を兵器化するときには極めて重要な役割を果たすことになるためだろうか、この点はもっと研究を続けたいとしている。

ゲルトネル菌はネズミだけが問題ではなく、その他の動物も、ペットも含めて感染源となりうる。そのため板倉は「三好野商店飼い猫一匹に付解剖竝に培養を行いたるもゲ氏菌を認めず」と確認している。三好野のペットは幸い猫だけだった。しかしそれ以外にペットを飼っていないからそれで調査をしないわけではない。次の点を確認している。

　三好野には飼犬なく又従業員に就て調査するも製造所内に犬の出入せる記憶なしと言う。モルモット、豚等に関しては三好野及其の附近に飼育せるものを見ず。唯豚の飼育者某が毎日餡殻の受領

に来店せる事実あるも同人は製造作業には何等関係なく又同人の飼育せる豚及犬には最近疑うべき罹患獣の発生なし。(12)

今瀬らも、板倉も、三好野でのゲルトネル菌による汚染はネズミの糞を経由してであろう、という点で一致している。人為的感染の可能性を否定している。

誰がどのようにして汚染させたのか――犯人探し

今瀬らはその論文の7章で「ゲルトネル氏菌付帯の動機に関する考察」として1～6節にわたり考察していることは既にみた(13)。ここでは先に残した第4節と5節をみておく。

4節の「容疑者関係に就て」は以下がその全てだ。結論は、今回の浜松における食中毒は非人為的な感染である、だ。ここは生物兵器を、病原体を謀略的に使用しようとする側からすれば、不審者あるいは外国人と思われないように、ということは現地の人を使うと目立たず、目的を達成できるということになりそうだ。

原因探査の一方面として行い、主として憲兵の担当せる所にして茲には簡略に其の梗概を記するに止む。

1　従業員の素行竝に思想的関係……確証なし。

2　怨恨関係……単なる感情関係なりしこと判明する。
3　外人接触者　某ホテルのコックに付内偵せるも疑を容れるべき点なし。
4　外国人及鮮人、内偵せるも現在までの所不審の者なし。
5　某国大使館海軍武官補佐官　岐阜方面に於ける行動に疑を容れ内偵せるも確証なし。
6　行商人土耳古[トルコ]人某　浜松付近行商中不審の点あるにより取調べたるも本件には全く関係なきこと判明す。
7　浜松附近思想上要注意者、引続き動静を注意しあり。
8　三好野の知人並に出入者の関係　内偵しあるも現在迄の所不審の者なし。

5節「新聞記事並に投書に現われたる観察」は、今回の浜松での食中毒で、市民がパニックに陥ったことから、今後の教訓を引き出す目的で設けられたものと思われる。以下は5節の全文である。

本件の動機に関し世人は種々憶測を逞くし或は毒物の混入と称し、或は三好野の施設不良なるためと称し、或は鼠によるものと称し、囂々たる論議の焦点をなせり。5月23日朝日新聞の投書欄に「餡か餅か」と題して餅皮の乾固を防ぐため餅にメリケン粉を搗込み之が腐敗により中毒の因をなせるに非ずやとの記事あり。又本事件に次ぎ静岡県小山町及埼玉県秩父郡太田村に於て殺鼠剤たる亜砒酸を餅取粉と誤りて大福餅を製造して中毒を惹起せる事実ありし旨報道せられ大福餅とメリケン粉又は浮粉との関係が次第に人の注意を喚起し来れる感あり。浜松警察署に対する投書中興味あるものを挙げれば次の如し。

1　大福餅に使用せる浮粉に有毒物質を含有しありしに非ずやと言うもの
2　餅を晒し白色度を増すため強力なる晒粉を用いしに非ずやと言うもの
3　餅を固らしめざるため生の地方産うどん粉を入れ中毒せしに非ずやと言うもの又は芋を入れたるためと言うもの
4　亜砒酸が混入し非ずやと言うもの
5　苛性曹達を入れしと言うもの
6　犯人は俺だゲルトネルに非ずと言うもの
7　五色小豆を用いしに非ずやと言うもの
8　餅を晒す薬物によるに非ずやと言うもの
9　解傭者の怨恨又は従業員の競争心理となすもの
10　ヤモリ又はトカゲの中毒に非ずやと言うもの
11　餅草の中毒に非ずやと言うもの
12　甘味剤なるズルチン、ワンダブリュー、スイート等のためならずやと言うもの
13　製餡の着色薬の中毒ならずやと言うもの
14　鼠の媒介に非ず、個人的怨恨か国際的魔手（例えば赤露化学連隊の工作に成る薬物又は細菌

の撒布）によると言うもの（浜松局消印「病床にある患者」）

15　毒物は共産主義者、スパイ、知能犯者、怨恨者等が製餡中に投入せりとなすもの（興津局消印）

以上の投書によりてみるも世人が本件に対し大なる関心を有し原因の探求に協力せんとする熱意を認めらるると共に14、15、項の如き時流に反映して特殊なる観察をなすものを出せるは一考を要する所なりとす。

このときのような大規模な食中毒、あるいは何らかの病気の大流行においては、こうした流言蜚語が飛び交うのだろう。それをコントロールする、あるいは暴発を防ぐのも、または逆にそれを悪用するのも権力者の胸三寸なのかもしれない。今の文章の主語は権力者だが、主語を社会に不満を持っている人に置き換えると、それを悪用し、流言蜚語をまき起すことで、自分が社会をコントロールしようとするかもしれない。小さなできごとを大きなできごとと装うのがテロリストのやり方だ。

紅白の大福餅を分けるもの　――餡でもない、着色料でもない……

整理しよう。三好野の食品がゲルトネル菌に汚染されたのは、多分ネズミの糞が原因で、原因食品は三種類の大福餅だった。それを食べた中学生を中心とするグループと、航空連隊の兵隊を中心とするグループが食中毒を発症した。これが概要だが、前者では死者が四六人にのぼり、後者では死者は出なかった。また七日から九日までの間に豆大福を購入した人たちも食中毒を発症したが、死者までは出ていない。一〇日に豆大福を購入し、摂取したうちの一人が死亡している。しかしこの日中学生と同じ紅白の大福餅を購入・摂取した人々は兵隊同様、発病してはいるが死亡した人はいない。

九日までは食中毒を発症はしても、死亡するまでには至っていない。しかし一〇日になると患者数の増大もあるが、死者が多数出ている。中学生が受け取ったのは紅白の大福餅だけでそれによって死者が出たのだが、一般市民では豆大福で死者が出ている。

九日までの被害と、一〇日の被害との差を説明する可能性のある手がかりが五月一六日、防疫研究室の研究者たちが大福餅の製造過程を検証するため、三好野で実際に大福餅を製造したときに得られた(14)。なおこのときの製造過程の再現試験では「作業の状況は活動写真に撮影しあり」(15)という。石井機関では潤沢な資金の象徴でもあるが、ことあるごとに映画撮影をしていたようだ。そのやり方はハルビンの部隊発足前のこの時代から始まっていたことが分かる。

そのとき使った材料は食中毒を引き起こした大福餅を製造したときにも使われたものだった。大福餅製造のデモンストレーションを行った三好野の職人のうち二人がそれぞれでき上がった餅二つを、多分いつも完成品を毒味する習慣からだろう、食べたのだった。調べてみるとデモンストレーション用に製造された大福餅もゲルトネル菌に汚染されていた。しかし職人二人に異常は起こらなかった。食中毒を発症しなかった。この事実について今瀬らは「罹患が菌量の多寡に関すること大なると共に大福餅製造後の経過時間（即ち菌の増殖期間）と重要なる関係にあることを知るべし」と解釈してい

表・浜松10　摂食大福餅の種類・数と罹患関係（同前）

餡別	食数（個）	食セル人員	罹患者数	罹患者中死亡者	罹患率・%	死亡率・%
	0.5	142	111	—	78.1	
	1	691	551	4	79.7	0.73
	1.5	17	15	1	88.2	6.67
黒　漉　餡	2	97	85	6	87.6	7.06
（外皮白餅）	3	36	32	1	88.9	3.13
	4	8	8	—	(100.00)	
	5	6	5	—	(83.33)	
	6	5	3	—	(60.00)	
	0.5	154	43	—	27.90	
	1	725	211	2	29.10	0.95
	1.5	21	7	—	33.30	
白　漉　餡	2	60	19	—	31.70	
（外皮赤餅）	3	10	7	—	70.00	
	4	3	2	—	(66.70)	
	5	3	1	—	(33.33)	
	6	2	2	—	(100.00)	

る[16]。

この事実は大福餅の中で、あるいは表面でゲルトネル菌が時間とともに増える可能性を示している、という解釈だ。つまり職人が食べた、できたての大福餅にゲルトネル菌は付いていたが、発病に至るほどの菌の量ではなかった、ということだ。菌の量はその後一定ということはなく、附着しているもの、餅や浮粉あるいは餡、により増えることもあれば減少する場合もある。また冷蔵庫の中では増えないが、高温多湿の環境では増えるかもしれない。この解釈は、五月九日までの三好野の豆大福の購入者から死者が出ていないこととは符合する。

中学生の発病および死亡状況をそれぞれ白大福（黒漉し餡で白餅）あるいは赤大福（白漉し餡で赤餅）のどちらか一方しか食べなかった人についてみたのが（表・浜松10）だ。これによると白大福餅での発病率が

表・浜松11　餡の準備状況（同前）

餡別 日時	黒漉餡（貫）	白漉餡（貫）	潰餡（貫）	摘要
5月6日	7.800		7.150	黒餡は小豆1升より600匁、潰餡は同約650匁、白餡は白ウズラ豆1升より500gの原餡を得、砂糖練込みを行えば更に重量増加す
5月7日	7.800			
5月8日	7.800	12.000		
5月9日		6.000		

ほぼ八〇％で、死亡率が一・五％弱（12/810）となっているのに対して、赤大福餅での発病率は三〇％程度で、死亡率は〇・七％弱（2/292）となっている。この結果から、ほぼ同様の材料を使いながら、白大福の方により多くのゲルトネル菌が含まれていたことが分かる。

実際に浜松第一中学に納められた大福餅、合計六二四〇個（紅白各三個、計一〇四〇袋）は九日午後一一時から翌朝六時にかけて、四人がかりで製造された。

紅白の大福餅の違いは、材料でいえば二点、ひとつは餡が白か黒か、もう一点は紅の方には餅に色を付けるための着色料が使われているということだ。

材料のうち餡は作り置きができ、黒漉し餡は六日から準備（表・浜松11）、すなわち作り置きしていた。他方白漉し餡の準備は八日から始まった。黒漉し餡はその余分の二日間に菌の増殖が進んだ可能性はないのか。その可能性が少なくないことを示しているのが、豆大福の潰餡だ。三好野では潰餡は六日に製造したものを七日から一〇日までの間に販売した豆大福に使っていた。

七日から九日まで販売された豆大福二四件のうちで食中毒発生は一五件だ

った。一〇日に販売されたのは九件で食中毒発生は八件（内死亡一例）だった。何人が食べたかは分かるが、そのうち中毒となった人の数がはっきりしないのでひとつの目安だが、七日から九日までの三日間通しての発病率は七〇％弱（17/24）で、一〇日に限れば八九％（8/9）弱となる。あえて一〇日の死亡率を出せば、一二・五％となる。（表・浜松8参照）

これら一〇日の数字を中学生の間での白大福での発病率が八〇％で、死亡率が一・五％弱（12/810）と比較すると、ゲルトネル菌で一番汚染されていたのは潰餡を使った豆大福だった、ということになる。防疫研究室の研究者たちの論文はこの点に触れていない。

豆大福のデータを別の観点からみると、七日は九件中四件で発病、八日は一二件中一〇件、九日は三件中二件、そして一〇日は九件中八件発病で、ついには死者一人が出ている。全体としては日を追って被害が深刻化しているとみることができるだろう。

その原因が餡かどうかについては、浜松で餡から分離した「ゲルトネル菌……はツブシ餡中にて約10日頃、コシ餡中にては5、6日後菌数を減じ、ツブシ餡、白餡中にては第2、3日尚多数にして、白餡にては一度菌数を減ぜる後第11日頃よりまた増加するものあり」(17)と結論している。これは黒餡中のゲルトネル菌は、潰餡で一〇日間、漉し餡で六日間は数を増やすこともまた大きく減らすこともなく生存するが、それ以降は減少するということだ。ということは、豆大福によるゲルトネル菌中毒の発生が日を追ってわずかながら増加傾向が見られるといっても、その原因を六日に製造された潰餡に求めることはできないようだ。またそのことは、黒漉し餡の白大福についても、作り置きの漉し餡に原因を求めることはできないことを意味する。

紅白を分けるもう一点は、着色料の問題だ。着色料は細菌の増加を抑える働きをする。これについては以下のような研究結果が出ている。三好野で使っていた着色料を井戸水、生理食塩水、ペプトンを加えた生理食塩水に、一・〇％、〇・一％それに〇・〇一％溶かした液体を作り、そこにゲルトネル菌を入れて観察している。その結果は〇・〇一％の濃度だと、生理食塩水だけの場合とペプトン入りの生理食塩水の場合は、着色料なしの場合と差が見られない。しかしそれ以外では全ての例で、着色剤がゲルトネル菌の増殖を抑えていることが確認できた(18)。

浮粉が原因

三種類の大福餅の比較で、ゲルトネル菌が時間の経過とともに増加するのは、餡ではない。また着色料でもないことが分かった。残るは浮粉、これはでんぷんの粉だ、となった。

浮粉について研究を行ったのは内藤良一だった。彼は浜松事件のころ一等軍医という、軍医大尉ないしは中尉相当の若手だったが、ここで取りあげている「防疫研究報告」２部を創刊したのは彼だった。

内藤は２部の４０９号として「各種食用澱粉性粉末就中浜松市三好野に於て大福餅製造時使用せる澱粉中にゲルトネル氏菌が増殖し得るや否やに関する実験」を発表している。

この問題に取り組む意味を内藤はその論文の「緒言」で次のように述べている。

原因菌たるゲルトネル氏菌が斯かる温度と湿度を与えられたる澱粉中に於て増殖し得るやの問題を生ず。

是今次事件に於ける最も重大なる鍵点にして、本報は本問題に関し極めて慎重に実験を反復せるところを記述せり。(19)

引用文中に「斯かる温度と湿度」とあるが、これは三好野の製造工場内の五月一七日のそれで、それぞれ二三度および九〇%程度だ。浜松第一中学校に納められた大福餅は九日の午後一一時から製造を始め、中学生に手渡されたのは一〇日の午後三時だった。九日の平均気温は一六・〇度で最高気温は二〇・五度だった。一〇日はそれぞれ一八・〇度と二四・四度だった(20)。

内藤の研究の結論は次の通りだ。

浜松市三好野に於て大福餅製造時使用せる澱粉に30%の湿度を与え25℃の恒温を与えるに、混合せるゲルトネル氏菌は6時間にして大略500倍に、12時間にして大約1万倍以上に増殖せるをみたり。(21)

大福餅の原料のひとつ浮粉においてゲルトネル菌が、高温多湿だと増加することは分かった。この論文は大福餅の保管状態の差はどうなっていたのか、袋に詰めてあったので袋詰めでない場合より、つまり店頭におかれていたものより高温多湿となったのではないか、といった可能性を指摘し、爆発的に見えた中学生を中心とした民間の被害が不可抗力であったことを示唆しようとしたのではないか、と思える。

これに関して今瀬らの論文の第7章「ゲルトネル氏菌付帯の動機に関する考察」の第6節「気象との関係」は以下のように記し、気象条件が中学生およびその家族の被害を大きくした、と強調している。

……10日は最高24.4℃平均18.0℃に達せるを以て9日午後11時の製造開始より10日午後3時の分配に至る迄の長時間大福餅を培地としてゲルトネル氏菌が暖気により繁殖を助長せられたることは確実なるべし。以上の如く今次の事件に関し気象殊に温度と湿度とが大なる影響を有しあるものと認めらる。(22)

中学生の死者数の多さをあえて説明しようとすれば次のような要素もあっただろう。一九三五年の鳥取の例では、軍側の患者五四人で、そのうち死者四人、他方民間側の患者一〇〇人強だった。これについて患者の疲労状況が生死を分けたひとつの要素であると北野は指摘していた。それを信ずれば、中学生は炎天下の運動会で疲れていた、他方兵隊は休日を楽しんでおり、疲労した状態ではなかった、という説明も不可能ではない。これは近年のサルモネラ腸炎菌の食中毒被害についての観察と食い違いはない。

生物兵器への幻想

今瀬らの結論は六項目からなっているがその六項目目は以下の通りだ。

浮粉にゲルトネル氏菌を付帯せしめたる動機は軽々に判断を許さざるものあり、然れども人為的工作は必須の条件にあらず、自然界の非意識的感染によりても本件の如き多数罹患を来し得ることは確実なり(23)

この記述の意味は、非人為的感染であっても気候条件次第で、人為的な意図的感染の規模を超えることがあり、浜松の事例もそのひとつということだ。これが、生物兵器の使用についてのそのころの、この論文が受理された一九三六年六月当時の防疫研究室主幹の石井四郎や、その右腕だった内藤良一たちの理解だったのだろう。こうした認識と、その頃の石井や内藤が生物兵器の威力やその有効性に多大な、あるいは過大な期待を持っていたこととはコインの表と裏の関係だ。そうした認識があったため過大な期待が生まれ、過大な期待がこうした認識を簡単に受け入れることになった。

石井機関にとっての浜松の食中毒の教訓は、①情報管理の重要性、②ゲルトネル菌（現在鶏卵などの汚染で問題となっているサルモネラ腸炎菌）の感染性および病原性の強さの認識、③各種食物上での各食中毒菌の増殖には相性が存在すること、などだろう。

これを生物兵器の使用という観点からみると、②は生物兵器として使用可能性の高い病原体の発見という意味があり、さらにこの菌の場合は運搬手段として食品が使えるが、ベストの運搬手段は浮粉であり、餅や餡ではないことが分かったことだ。③は②の延長にある。

③の具体例としては「防疫研究報告」2部417号のように、餡の中でどの程度生存できるかという研究があった。さらには論文リストにあげた内藤良一の2部の409や410号の論文もそうした病原体の兵器化を考えた研究とみることができる。こうした方向の研究として「各種食品に附着せしめたコレラ菌の生存試験」などが再評価された(24)。

本文中にあるように、東大の小島三郎（教授）が浜松の調査に加わっているが、この食中毒を契機に彼は日本サルモネラ委員会を組織することになる。

防疫研究室およびその主幹である石井四郎にとって浜松での研究の目的は、中学生と兵隊の被害の差を生み出したものの見極めだっただろう。

ゲルトネル菌その後

一九四二年の五月ころの広東州広州市でのできごととして、元日本兵の丸山茂の証言がある。彼は一九三九年から四三年まで、広州の南支那派遣軍防疫給水部隊員だった。この部隊は石井機関のひとつだった。

彼の証言によると、日本が第二次世界大戦に参戦するとすぐに香港が陥落し、避難民が広州に船で続々とやって来た。広州市を制圧していた日本軍は避難民を灘石頭（南石頭）に作った難民収容所に入れた。しかし避難民の数が多く、難民があふれかえり、食料の調達もバカにならなくなった。そこで食物に病原体を入れて彼らを殺したというのだ。丸山は友人から聞いた話として次のように証言している。

的場に話をしようと思って後ろに立っていたら彼一生懸命そのグラフを手入れしているんです。お前それなんのグラフかって聞いたら、彼ビックリしちゃってですね。パッとしまい込んでですね。お前みたか、俺見えなかった。お前なにやってるんだ、て言うたら。

俺は、灘石頭の難民を全部全滅させる任務だと。これを漏らしちゃあ、俺は生きてはおれん。それがあの波打ち際のテントでそういう事を云いました。お前絶対に日本に帰っても云うんじゃないぞ、言うたらお前やられるからな。

そういう事だったんですが、彼がやったのは、そこらに沢山いる腸チフスだとかパラチフスだとかコレラ菌だとかいうものを初め入れたらしいです。井戸とか食事に。ところがぜんぜん効果がない。

中国人はとにかく炒めたもの煮たもの焼いたものしか食べないでしょう。それで効果がなかったらしいですよ。おまけに免疫がありますよ。地元の細菌だからちょっとやそっと病気になったって外には出ませんよ。全然死なかったらしいですよ。それで慌てて佐藤部隊長は、軍医学校に相談して、そしたらよしこれでやれと言うのを持ってきたのが、ゲルトネル菌。

ええとね。モスキート型??て云ったかな。

だから凶悪な細菌をまたもっと凶悪に作ったものじゃあなかったでしょうか。

その晩から、お湯の中に入れて飲ましたらその晩から死体が出たと云うんですよ。(25)

丸山が言う「モスキート型」はゲルトネル菌のうちの moskau blegdam 1,2 を意味していると思われる。グラフの作成について丸山は次のように説明している。

一般に胃腸系の細菌は熱に弱く、摂氏四五度ぐらいで死んでしまうわけです。炊事場で湯桶に汲まれた湯の温度は六〇度を越す。菌が死なない四三度以下に下げるには時間がかかるわけです。だからあらかじめ桶に汲んだ湯が、炊事場の涼しい場所で温度が下がる時間のグラフを作り、このグラフにより釜から桶に湯を移したときの温度を計って菌を湯に投入する時刻を決め、時を見計らっ

て菌を入れたと彼は話していました。(26)

一九四二年の春、広州ではゲルトネル菌をぬるま湯に入れて、避難民の殺害に成功したようだ。その年の、中国中部の浙贛作戦において胃腸系の病原体を戦場に散布し、相手の進軍を阻止しようとしたが、相手の進軍前に日本の大部隊がその地に足を踏み入れ、一万人以上の患者を出したという。米軍の捕虜となりこの情報を明らかにした日本兵は、死者は一七〇〇人以上だった、としている(27)。これは味方を傷つけたのだから明らかに失敗例だが、患者数からすれば、やり方次第でこの程度の被害を与えることは可能だったのだ。

この失敗以降、石井機関の生物兵器は上層部の信頼を失ったと言われている。

第三章　新京ペストの概要

発生の確認――情報の確認

首都ペスト汚染に驚愕

中国東北部（満州）では一九世紀末以降、たびたびペストの大流行に見舞われているが、新京（長春＝現在の呼称、以下同様）は比較的その影響を受けることが少なかった。日本が「満州国」を建国した一九三二（昭和七）年以降ペスト制圧は進んだがそれでもこの地方では毎年発生しており、少ないときで年間一五〇人程度、多いときで二千人近くが発病している。新京でのペスト発生は四回で、三四年に一人（「満州国」全域では九二八人）、三九年に二人（同六三七人）、四〇年に二八人（同二五四八人）、四一年に六人（同七〇五人）となっている（1）。なお三九年の二人というのは実験室感染といって、実験室でペスト菌を使った実験中の感染であり、ペスト流行による発病ではなかった。

新京での最大のペスト流行となった一九四〇年のペスト発生時の状況について、キリスト者である

図・新京1　ペスト患者発生要図（高橋論文(2部515号)の第3図）

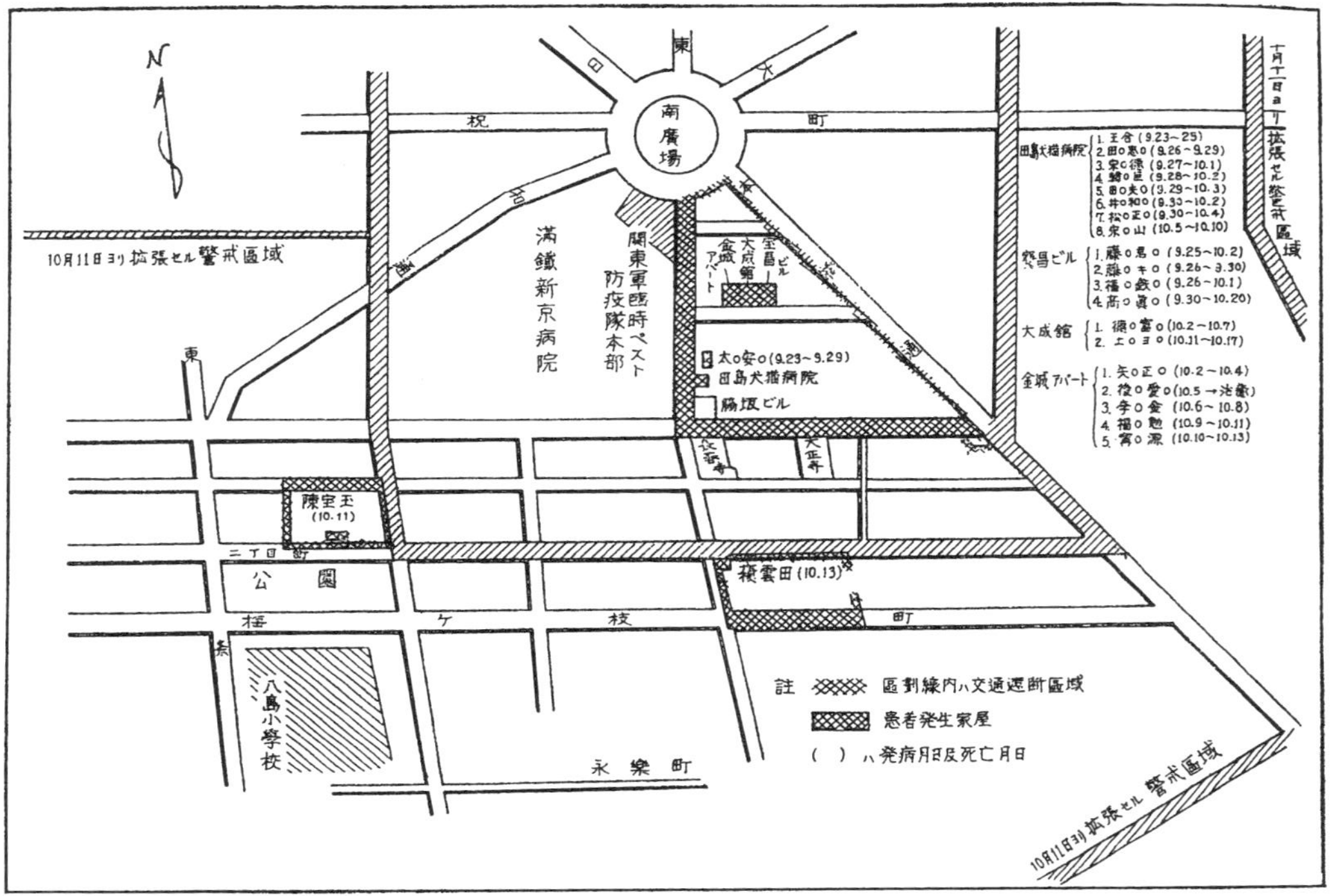

表・新京1　ペスト患者発生状況（「昭和15年農安及新京に発生せるペスト流行に就て、第1編　流行の疫学的観察(其の2)新京の流行に就て」高橋正彦、「防疫研究報告」第2部第515号、受付：1943年4月により作成）

発病	氏名・経過	死亡
9月23日	朝から王合（田島忠子の子守）、発病、24日実家へ	25日
23日	忠子（田島三女）、医院で流行性感冒と診断	29日、同日15:00埋葬許可申請＊
27日	宋丕徳（王合と同室）	10月1日
28日	韓秀臣（王合と同室）	10月2日
28日	天津子（忠子姉、田島次女）	10月3日
23日	太田安次（田島の隣家の住人）、満鉄病院（24日）→陸軍病院（25日18:00）入院 29日新京医大山本教授が解剖・急性肺炎兼肺臓腫瘍と診断	29日13:00、友人2人警察に19:00＊
24日		
25日	中野妙子（福田の姉、田島宅近隣・実昌ビル住民）、市保健所に入院	28日、急性肝臓萎縮症の診断
25日	藤田君香（田島宅近隣・実昌ビル住民）、共和医院より往診受ける、27日長春医院の小児科より往診受ける、30日満鉄病院入院	10月2日
26日	藤田キヌ子（君香妹）、同日夕方長春医院で受診、悪性感冒の診断	30日（自宅）
29日	福田鉄男、夕刻軍医部小泉大尉の往診受ける その結果、中野や藤田の発病明らかとなる	10月1日

＊ 13:00に埋葬許可を、田島方の獣医井○一夫が懇意の中央通警察署勤務の警尉渡辺太一に申請。その際病人が相次いでいる状況を説明。19:00田島の隣に住む中西興吉(太田の前室)と葛城誠治(太田の下の部屋)が渡辺を訪ねる。田島家の状況を説明し、太田の発病と死亡までの経過を詳細に報告。

表・新京２　患者発生と衛生機関の応対（同前）

行動開始	内容
９月30日朝	渡辺、首都警察庁の上司に報告→首都警察庁衛生課→市衛生試験所→田島宅調査
30日	陸軍病院→市衛生試験所、太田の病理標本の再検査要請、のどの標本からペストの兆候を発見、標本の追加採取を要請
30日	試験所長→田島宅で宋と韓を診察、臨床的にペストと判断、血液塗擦標本採取し持ち帰るも、ペスト反応出ず
30日 13:00頃	田島宅一帯を封鎖(警察衛生課と市衛生處が相談)、この状況を民生部保健司、関東軍司令部に通報
30日 23:00	棺の忠子の死体から得た材料（リンパ腺腫）から、顕鏡上ペスト菌を確認→防疫体制の強化、市立千早病院に患者収容所を開設
10月１日 2:00	隔離と健康者の移動完了
１日	防疫本部設置（満州国警務機関及び衛生機関、軍関係、満鉄関係、満赤関係等）田村副市長が統監、市衛生處と市衛生試験所が主体

武藤富男が記録を残している。武藤は当時、満州国国務院総務庁広報処長の職にあり、戦後は明治学院の学院長などを務めた。

武藤はペスト発生時の状況を次のように書いている。この記述から医療関係者以外の人がペストの発生を知るのは早くて九月三〇日だったことが分かる。患者二人が死亡したのは、実際は九月二九日だった。

新京駅から東南に向って進むと、一キロ足らずで南広場に着く。その東南に三角地帯という住宅街があり、日系人の居住地域で、道路にかこまれて三角形を成している。

この地帯から昭和一五年九月三〇日に相次いで二人の急死者が現れた。検査の結果、これが擬似ペストと診断され、一〇月三日になり、更に真性ペストと決定された。

次の水曜日［一〇月九日］には定例の各部次長

表・新京３　最初の死亡者13人のリスト（同前）

番号	死亡日	発病日	名前	性別・年	住い
1	９月25日	９月25日	王合	男・13	田島（東三条通44）
2	9.29	9.23	太田安次	男・33	東三条通42
3	9.29	9.26	田島忠子	女・２	田島（東三条通44）
4	9.30	9.26	藤田キヌ子	女・５	室町４丁目（實昌ビル）
5	10月１日	9.27	宋丕徳	男・23	田島（東三条通44）
6	10.1	9.25	福田鉄男	男・17	室町４丁目（實昌ビル）
7	10.2	9.25	藤田君香	女・８	室町４丁目（實昌ビル）
8	10.2	9.28	韓秀臣	男・25	田島（東三条通44）
9	10.2	9.30	井○和○	男・24	田島（東三条通44）
10	10.2	9.30	高○真○	女・３	室町４丁目（實昌ビル）
11	10.3	9.29	田島天津子	女・８	田島（東三条通44）
12	10.4	9.30	松○正○	男・23	田島（東三条通44）
13	10.4	10.2	徳○冨○	女・12	室町４丁目（實昌ビル）
	10.5&6	なし			

会議がもたれた。防疫の所管は民生部で、その報告に基いてペスト対策が検討された。私は弘報処長としてこの会議に陪席していた。(2)

新京駅から東南に伸びている道路は「日本橋通（勝利大街）」で、その道を九〇〇メートル行ったところに南広場がある。この呼び名は「満州」時代も現在も変わらない。武藤の言う「三角地帯」、三角地域は南広場からさらに東南に伸びる日本橋通、真南に伸びる東三条通（東三条街）、そしてそれらと交わる東西に伸びる道路（呉淞路）にそれぞれ二〇〇メートル、一五〇メートルそして一五〇メートル囲まれた区域だ。

ペストはこの後三角地域の南隣の四角

地域、北隣のⅠ地域、さらにⅠの西隣のⅢ地域で発生する。これらは現在の区分では長春市寛城区に含まれる。三角地域はⅠ地域とⅡ地域に囲まれているが、Ⅱ地域ではペスト発生はなかった。Ⅱ地域は現在の行政単位は南関区だ。

新京でのペスト発生の原因は現在でもはっきりしていない。人為的な発生の可能性を完全には排除できない(3)。四〇年のペスト流行を取り上げるのは序論にも書いたように、このペスト制圧作戦に石井機関が全面的に取り組んだためだが、なぜ彼らが出てきたのか、武藤が書いているように、患者死亡からわずか十日ほどで石井四郎が登場している。この年の流行で二八人が発病したのは結果としてそうなったのであり、最初から大量の患者が出たわけではない。疑ってかかると、こうした「初動」の手際よさすらも疑惑の対象となる。

どのような事例であっても公表されている事実を鵜呑みすることは許されないが、このケースでは通常の警戒以上の配慮が必要だろう。それを踏まえた上で作成したのが表・新京1~3だ(4)。この表から読み取れるのは、最初の患者(死亡)は王合だが、新京市の衛生当局が最初に把握した患者(死亡)は太田安次と田島忠子の二人だ。そして異変を察知したのは、その二人、ないしは王を含めた三人の死亡を告げられた警察官だった。彼が異変を察知できたのは、死亡した二人の住いが隣同士であること、さらにその周辺で原因不明の病人が続出している、という情報がもたらされたためだろう。他方で医者は、後にペストと診断される死者を看取ったにもかかわらず、あるいは解剖を行ったにもかかわらず、ペストと気付かなかった。

百聞は一見にしかずなどと言うが、遺体を解剖した医者がペストを見逃し、他方医学の専門家ではない警察官の判断力あるいは洞察力がペスト発生を察知した。警察官は、自分たちの周囲の異変に注意を払っていた住民からの情報、その近隣からの死亡届、そうした独立した別個の情報源からの情報が示すことを重要なシグナルと捉えた。これは言い方を変えれば、患者という「点」をみていた医者がペストの「流行」発生を見逃し、地域という「面」をみていた警察官がその地域に起きた異変を感じた、ということだろう。こうした面として、つまり地域として、異変の察知、異変の広がりの把握、異変の性格の認識といったことが、生物兵器攻撃（バイオテロ）の被害を最低限に抑える疫学的活動・能力だ。

太田安次は二九日に陸軍病院で死亡した後、新京医大山本教授が解剖し、「急性肺炎兼肺臓腫瘍」と診断されている。この患者が解剖されたのは、容態の急激な変化の説明がつかなかったためだろう。しかし解剖してもペストとは分からなかった。これだけ肺が損傷を受けているということは、ペストであれば、腺ペストではなく、肺ペストだったのではないのかという疑問が残る。その後の確定診断では、病状として腺ペスト→敗血症ペスト→肺ペストと変化するうちの、敗血症ペストとなった。もうひとりの田島忠子は、近所の医者に看取られて死んでいるが、年齢が二歳と幼く、この年齢ではありがちの容態の急変ととらえられ、医者はペストとは思い至らなかったようだ。

他方同じ二九日一三時に、中央通警察署の渡辺太一警尉は田島忠子の家人（直後に発病する井〇一夫、後に死亡）から埋葬許可申請を受付け、その際自宅で病人が相次いでいることを告げられている。

さらに六時間後の一九時、田島忠子の隣にあるアパートの住人二人から、同アパートの住人であった太田安次が陸軍病院で同日一三時に死亡し、その後新京医大教授の執刀で解剖されたが、診断は「急性肺炎兼肺臓腫瘍」だったと聞く。以下は推測だが、アパートの二人は解剖結果に不審をいだき、渡辺警尉に口々に隣家、田島犬猫病院では病人が相次いでいること、そして太田安次は死に至る経過から、隣家をおそった病気に感染した可能性が高いこと、したがって隣家をよく調べてほしいことなどを訴えたのだろう。

その隣家では三〇日夜までに、表・新京3の患者番号1、3、5、8、9、11、12番の、七人が発病し、内1番の王合と3番の田島忠子がその日までに死亡している。最終的には、さらにもうひとり発病し、発病した八人全員が死亡している。他方、流行が終息したとき、アパート住民の間での患者は患者番号2番の太田安次だけで、それ以上の感染はなかった。この状況は田島家と比べると非常に大きな差だ。この事実は太田の隣人たちの、自らの身を守るという意味での行動の適切さを立証すると同時に、ペスト流行の出発点が田島家を示唆しているのではあるまいか。

翌九月三〇日朝、渡辺警尉は首都警察庁の上司に二九日の一連の経過を報告した。首都警察庁衛生課は新京市の衛生試験所の宮城所長に田島犬猫病院の状況を知らせた。所長が田島犬猫病院に向かおうとしていた。そのとき連絡が入って、太田教授が「急性肺炎兼肺臓腫瘍と病名を決定した。併しながら不審の点があったので九月三〇日朝市衛生試験所に肺ペストの病理所見を問い合わせ、尚宮城所長に太田安次の材料を検査して貰いたいと依頼し」て来た(5)。新京でペスト流行が始まった可能性が強く、宮城は急遽陸軍病院において太田安次の検体を調べることにして、田島犬猫病院には「医師の心得のある庶務長」が派遣された。ここで予定変更をしたのは正しい判断だろう。ペスト患者かもしれない人を診断するより、すでに死亡した人の解剖結果を病理標本に基づいて調べたほうがペスト発生か、そうではないか、についてより確実な結論を得ることができるだろう。

所長は陸軍病院で太田安次ののどの塗擦標本にペスト菌に似た菌を発見したが、これだけではペストと断定し難いと判断して、新たな検査材料が必要なので死体からそれを採取するよう陸軍病院に依頼し、その後田島犬猫病院に到着した。そこで患者番号5番の宋丕徳と8番の韓秀臣を診断し、臨床的にペストと決定した。衛生試験所はこうした状況を、首都警察庁衛生課および市衛生処に伝えた。この結果新京市は、三〇日一三時頃田島犬猫病院一帯を隔離し、周辺の道路を遮断する措置を取り、この件を民生部保健司や関東軍司令部などに連絡した。

市衛生試験所はその後、宋丕徳と韓秀臣から採取した血液の塗擦標本を作り顕微鏡検査をしたが、ペスト菌を検出できなかった。そこで試験所員は解剖道具を持って田島犬猫病院に行き、既に棺に納められていた田島忠子の死体からリンパ腺腫を取り、それを顕微鏡で調べて始めてペスト菌を確認した。この結果、三〇日の二三時、防疫体制を一層強化し、市立千早病院にペスト患者収容所を開設し、患者をそこに隔離した。さらに患者発生地域の人々についても隔離措置を取った。これらの作業が終了したのは、月が代わった一〇月一日午前二時だった。

夜が開けた後、田島犬猫病院周辺を調査したところ、ペストを疑われる死者・患者が一二人発見され（表・新京3の1番から12番まで）、この地域がペスト菌に濃厚に汚染されていることは確実だった。一日付けで満州国医務機関・衛生機関、関東軍、満鉄、それに満州赤十字などによって「防疫本部」が組織された。

ここまで紹介した経緯は高橋の論文（514号および515号）を基にしたものだが、別の展開を記した記録もある。「満州国都にペスト発生　続発患者依然絶えず」(6)という医家向けの雑誌の記事だ。それによれば防疫本部設置の二日後、三日午後二時、満州国民生部技監が新京市衛生処長や衛生試験所長の案内で千早病院や隔離地域を視察したが、その際満州国の家原技正は「患者の発生はこれで一段落するものと信ずる」(7)という談話を発表した。しかし実際にはその後、一四人が発病した（表・新京4を参照、これは高橋の515号論文の第1表「ペスト患者一覧表」である）。

流行の発端を書いた部分を省略せず引用する。冒頭、最初の犠牲者である王を「十三歳女」としていることから判断すると、一三歳の使用人で、多分子守であろうから女だろうという「思い込み」で書いているのではないか、という危うさを感じる記事だ。言い分があるとすればこの記事が掲載されているのは、一〇月一九日号であり、流行中のペストの状況を同時進行で速報しているための確認ミスかもしれない。

患者発生状況

東三条通り四四田島犬猫病院方使用人王某（十三歳女）病気のため韓家屯の生家に帰り二十五日

表・新京4　ペスト患者一覧表（同前の第1表）

番號	發生場所	氏名	性	年齢	人種	轉歸	發病月日	轉歸月日	病名	摘要
1	東三條通44田島方	王　合	男	13	滿	死	9.23	9.25	推定「ペスト」	周圍ノ事情ヨリ死後「ペスト」ト判定ス。
2	東三條通42	太田○次	男	33	日	死	9.23	9.29	「ペスト敗血症	入院死亡
3	室町4丁目7寶昌ビル	藤○君○	女	8	日	死	6.25	10.2	腺ペスト」（左鼠蹊腺）	入院死亡
4	〃	藤○キ○子	女	5	日	死	9.26	9.30	推定「ペスト」	周圍ノ事情ヨリ死後「ペスト」ト判定ス。
5	東三條通44田島方	田○忠○	女	2	日	死	9.26	9.29	推定「ペスト」	同上
6	〃	宋○德	男	23	滿	死	9.27	10.1	推定「ペスト」	同上
7	〃	韓○臣	男	25	滿	死	9.28	10.2	腺ペスト」（右鼠蹊腺）	入院死亡
8	〃	田○天○子	女	8	日	死	9.29	10.3	腺ペスト」（右頸腺）	同上
9	室町4丁目7寶昌ビル	福○鐵○	男	17	日	死	9.29	10.1	腺ペスト」（右鼠蹊腺）	同上
10	東三條通44田島方	井○和○	男	24	日	死	9.30	10.2	腺ペスト」（右鼠蹊腺）	同上
11	〃	松○正○	男	23	日	死	9.30	10.4	腺ペスト」（左腋窩腺）	同上
12	室町4丁目7寶昌ビル	高○眞○	女	3	日	死	9.30	10.20	腺ペスト」（頸腺）	同上
13	室町四丁目5金城アパート	矢○正○	男	21	日	死	10.2	10.7	腺ペスト」（右鼠蹊腺）	同上
14	室町4丁目7大成館	德○富○	女	12	日	死	10.2	10.4	腺ペスト」（右腋窩腺）	同上
15	東三條通44田島方	宋○山	男	56	滿	死	10.5	10.10	肺ペスト」	隔離中ニ發病患者ノ看護ニ服ス。
16	室町4丁目5金城アパート	後○愛○	女	17	日	治癒	10.5	10.22	腺ペスト」?（左鼠蹊腺）	入院治癒
17	室町4丁目5金城アパート	李○金	男	10	滿	死	10.6	10.8	「ペスト敗血症	隔離中ニ發病
18	露月町4丁目滿○社宅	黃○氏	女	45	滿	死	不明	10.11	「ペスト敗血症	發生死亡屍體解剖時發見
19	入船町2丁目雙盛泰	陳○玉	男	55	滿	死	不明	10.11	腺ペスト」（右鼠蹊腺）	同上
20	室町4丁目5金城アパート	福○勉	男	27	日	死	10.9	10.11	腺ペスト」（右鼠蹊腺）	隔離中ニ發病
21	〃	甯○源	男	18	滿	死	10.10	10.13	腺ペスト」（左鼠蹊腺）	同上
22	梅ケ枝町3丁目23	蘇○田	男	37	滿	死	不明	16.13	皮膚ペスト」	發生死亡屍體解剖時發見
23	室町4丁目7大成館	土○ヨ○	女	58	日	死	10.11	10.17	「ペスト敗血症	隔離中ニ發病
24	露月町行路病者	王○東	男	36	滿	治癒	10.12	11.2	眼ペスト」?	入院治癒
25	日本橋通75國華ホテル	梶○春○	男	31	日	死	10.17	10.22	皮膚ペスト」	入院死亡
26	日本橋通75廣本洋行	宋○林	男	40	滿	死	10.22	10.22	腺ペスト」（右鼠蹊腺）	
27	日本橋通62の1	張○俊	男	46	滿	死	11.8	11.12	「ペスト敗血症	
28	梅ケ枝町4丁目14	尹○模	男	19	滿	死	11.13	11.15	腺ペスト」（右鼠蹊腺）	

午後三時死亡。二十八日田島家次女二歳発病、引続き長女八歳、使用人日本人男二十四歳、満人男二十五歳発病、二十九日次女死亡。当時医師の死亡診断書に疑惑の目を放った近隣居住の某特務機関勤務員より警視庁に報告あり、首都警視庁衛生課の手により三十日午後十時頃ペストの診断確定、即刻附近三百米四方に交通遮断が行われたこの区域内の世帯数二百、居住者五百名である。(8)

一抹の危うさを感じる記事だが、ここでは太田安次について一言も触れていない。この記事で言う「近隣居住の某特務機関勤務員」というのは田島家の隣の「アパートの住人二人」ではないのか。もしその二人が特務機関勤務員であるとすれば、太田もその同僚であった可能性を考えるべきだろう。彼も特務機関関係者であったとすれば、上記の記事が彼の発病と死に一言も触れていないことに不信の念が生まれる。また彼が、満鉄病院から陸軍病院に移されたことにも納得がいく。なお特務機関とは軍の元帥府や外国駐在員などが本来だったが、「統帥範囲外の軍事外交の情報収集を行う」こともあり、スパイ機関でもあった(9)。実際中国やシベリアに置かれた特務機関は諜報機関だった。警察官も、特務機関関係者二人から「調査」を求められたら、上司に取り次ぐ以外なかったかもしれない。

記事には注目すべき記述がある。家原技正の談話が尚早だったことを皮肉って「四日午後八時には交通遮断区域外の興安路舞鶴アパート内から八歳の少女患者が現れるに至り、終息は当分覚束ない有様となった」と書いている。

しかし高橋のリストでは、四日に発病した人はいない。また八歳の女性患者は、三番の藤〇君〇（一〇月二日死亡）と八番の田〇天〇子（一〇月三日死亡）の二人だけだ。さらに興安路での患者は確認されていない。これは病気の大流行ではありがちなことだが、自分を流行中の病気と思い込むことがある。そして医者も安全を考え、とりあえず、この場合だと、ペストと診断して隔離措置を取る。そうしたケースかもしれない。この場合だと、何日かすれば、別の診断が出され、隔離も解除されることになるだろう。

しかし他方で、記事が指摘する八歳の女性患者は、その意味は不明だが、公式のペスト流行史から隠されている例かもしれない。

新京防衛体制の確立――関東軍の登場

石井四郎の登場

満州国の首都でペスト流行ということで、防疫本部設置の四日後、一〇月五日一六時、関東軍は表・新京5にあるような極秘の判を押した「関作命［関東軍作戦命令］丙第六九九号」を発した(10)。このときまでに、一三人がペストで死亡している。命令は以下のような内容だ（カタカナをひらがな

表・新京5　「関作命［関東軍作戦命令］丙第六九九号」（アジア歴史資料センター）

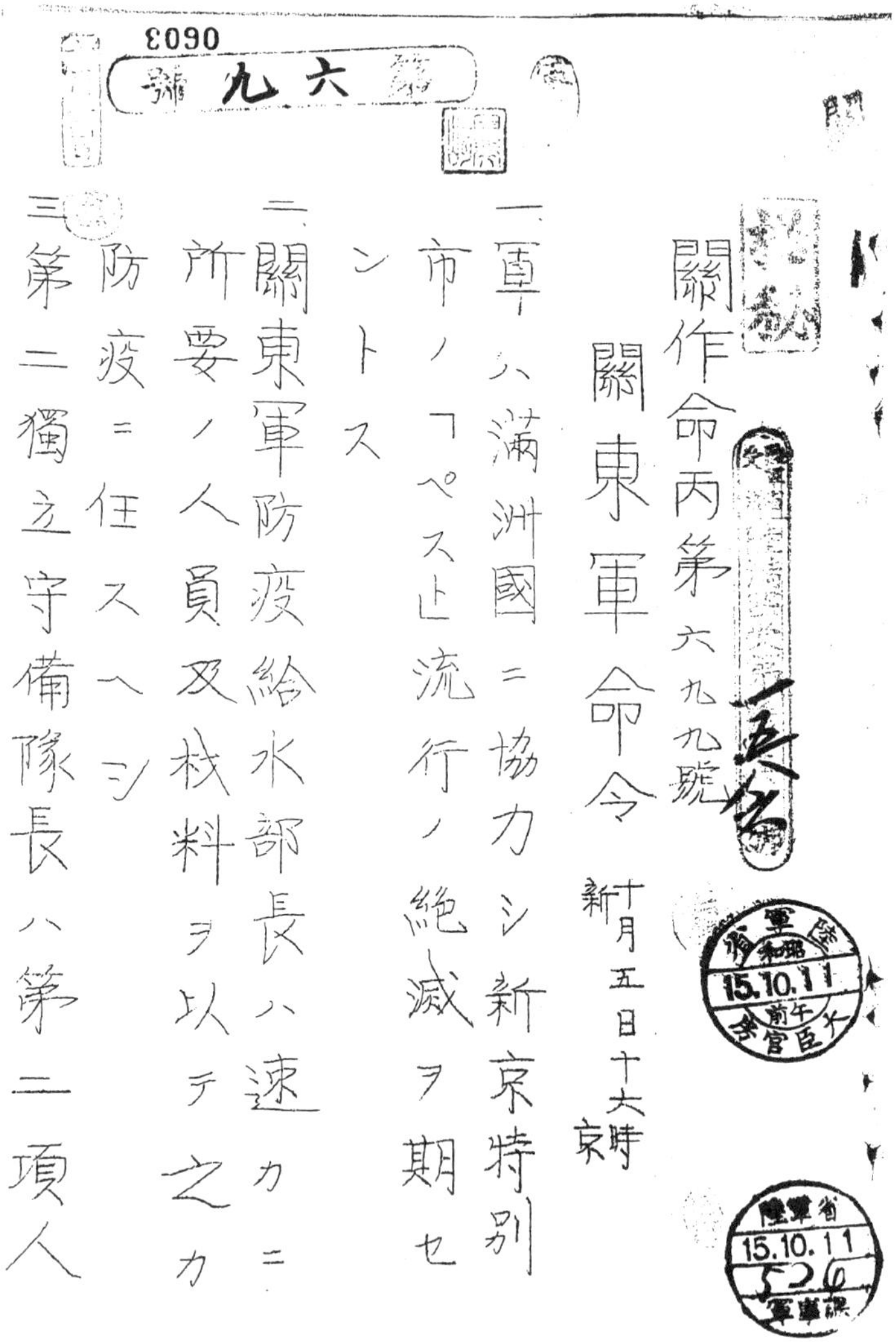
關作命丙第六九九號

關東軍命令

新京 十月五日十六時

一、軍ハ滿洲國ニ協力シ新京特別市ノ「ペスト」流行ノ絶滅ヲ期セントス

二、關東軍防疫給水部長ハ速カニ所要ノ人員及材料ヲ以テ之カ防疫ニ任スヘシ

三、第二獨立守備隊長ハ第二項人

に直している)。

1　軍は満洲国に協力し新京特別市の「ペスト」流行の絶滅を期せんとす
2　関東軍防疫給水部長は速かに所要の人員及材料を以て之が防疫に任すべし
3　第二独立守備隊長は第2項人員の宿營を担任すべし又新京陸軍病院長、関東軍野戦自動車廠長並に関東陸軍倉庫長は第二項部隊に協力すべし
4　哈爾濱(ハルビン)第1陸軍病院長は診療業務援助の為軍医尉官二、衞生下士官二、衞生兵二〇(内自動車運転手二を含む)を速かに、新京陸軍病院に派遣し同院長の指揮下に入らしむべし
5　新京陸軍病院長は収容力拡張の為当分の間関東軍軍樂隊内に分病室を開設すべし関東軍軍樂隊長は其の建物の一部を陸軍病院長の使用に供すべし其の細部に関しては部隊長相互協定すべき
6　細部に関しては関係各部長をして指示せしむ

関東軍司令官　梅津大将

この作戦命令を受けて、関東軍防疫給水部(七三一部隊)が新京ペストの対策に乗り出すことになった。七三一部隊の活動を伝える日本側の資料は主に「関東軍臨時ペスト防疫隊」の会報などである。それら一覧が表・新京6だ。これらのうち一番日付が古いものは一〇月一五日付けの「対策」である。

文書番号	日付	文書名	内容	備考
24	28	三角地域大掃除検査報告	10月28日検査実施	
	29	なし		
	30	なし		
25	11月1日	ペスト防疫隊	第2線（新京）検疫計画、加茂部隊となっているのは？　碇を長とする新京検疫所編成表	
	2	なし		
26	3	新京検疫所編成表	所長が碇少佐	
27	4	ペスト防疫隊対策	会館のポータブル映写機、回帰熱［二木何故？］	
	5	なし		
	6	なし		
28	7	防疫委員会設置要綱	引継の段取り、隔離解除(国華ホテル)、鉄板の除去	
29	8	防疫委員会決定事項	表彰の準備、追記：柳原良子&後藤愛子（非患者）	

【以下は日時がはっきりしないもの】

文書番号	文書名：内容
7-111.42-46	関東軍臨時ペスト防疫隊　10月22日
7-111.47-48	関東軍臨時ペスト防疫隊　　対策　　10月22日
7-111.42-52	10.22
7-111.53	10.21頃？

文書をたどっていくと、五日から一五日までの一〇日間のブランクが生じる。その隙間を補う意味・役割を武藤の記録に求める。

しかしその前に、七三一部隊のペスト研究者、高橋正彦の研究論文の緒言には次のような記述がある。

新京の流行に於ては発生したペスト患者は28名であったが、其の内には死体にて発見され解剖の結果ペスト症と決定したもの及死体埋葬後に周囲の事情よりペスト症と推定されたものもあって、隔離病舎に収容し臨床症状を観察しえたものは18例に過ぎなかった。(11)

表・新京6　新京ペスト防疫体制(日本側資料リスト、吉林省档案館所蔵の旧日本軍資料)

文書番号	日付	文書名	内容	備考
1	10月15日	対策(極秘)	一般的な状況認識(1～7)ネズミ、マスク、漢法医、流言、[以下読めず]	
2	16	防疫会報	自重、映画、隊長状況報告、家原、衛生研究所長、警察、参謀長挨拶	
3	16	新京一部の追撃戦と農安対策	武井参謀、1週間で、防疫給水部長前任務続行	
	17	なし		
4	18	防疫会報	活動状況の映画、ノミの話(長花技師)、ソ連荷物を止めた	
5	18	ペスト防疫隊	隊長講演(厚生省・衛生省)	
6	18	満鉄関係者に対し部隊長講話	ペストの話+長花(ノミ)、高橋(ペスト)、中村(殺蚤剤)、園田(解剖、16/32)	
7	19	ペスト防疫隊、対策(要望事項)	捕鼠、殺鼠・殺蚤具体策、警戒区域を人や物が出入。鉄道の停止	7-111.26-28, pp.304-308
8	20	ペスト防疫隊、対策(要望事項)	予防接種、ドブネズミ、隔離地区住民の様子(ついでの大風呂敷、国都移転)	7-111.22-25
9	20	ペスト防疫隊要報	患者､隔離者､捕鼠･蚤状況/蚤指数14.1、検診状況	7-111.32-41
10	21	関東軍臨時ペスト防疫隊	：長・・・10.21の列車の調査、[長は長花？]	7-111.53
11	22	ペスト防疫隊､対策	ネズミ、クロルピクリン＆青酸加里、ワクチン・肺ペストは駄目	「肺」意識, 7-111.42-46
12	22［？］	ペスト防疫隊､対策	外科・佐々木少佐、サイロームを忠海製造所より云々［51の②が不二版ではオチ］、火葬の奨励	7-111.49-52、pp.334-338
13	22［？］	ペスト防疫隊､対策	対策、稗田教授の書信	7-111.47-48
14	22	経理部長面談	施設その他の要望(長期戦?)	7-250-6-8
15	23	防疫会報	石井についての評価	7-250-9
16	23	浅見主事との電話	二千六百年祝典行に参列者の問題	
17	23	警戒地域学校に関する検討	学校再開OK、一応の条件付	
18	24	対策	蚤撲滅、瓦斯も、ワクチン配付、隔離が中央郵政…まで拡大したら、死体処理問題、隔離地区の新聞公表の可否	
19	24	防疫会報分科会	馬疫研究所使用の件（碇少佐)、医者・医大生動員の件	
20	24	軍会報	新京防衛計画説明、瓦斯燻蒸法説明、捕鼠	
21	25	対策(要望事項)	軍用路の遮断解除、防疫法制の整備	渡辺辺
22	26	対策	新京特別市戦時防御計画､買い上げ計画	不二ない
23	26	ペスト防疫隊	①学校再開②病原検索班移動 ③ワクチン？④補蚤⑤補鼠機 ⑥防寒衣服 ⑦瓦斯の使用	
	27	なし		

高橋が言う死体で発見された人や死後ペストと推定された人は、表・新京4を基にすれば、1番、2番、4から6番までの五人が死後ペストと推定された人で、18番と19番それに22番の三人が死体で発見され解剖の結果ペストとされた人たちだ。二八人からこの八人を除くと二〇人で、一八人とはならない。表・新京4では16番と24番は治癒例だが、ペストの診断に疑問符が付けられている。この二人を除くと、残りは一八人となる。一八人のうち、7番は九月二八日発病で、一〇月二日死亡だ。また8番は同じく、九月二九日発病で一〇月三日死亡だ。高橋の緒言の「臨床症状を観察しえた」を彼自身による観察と理解すると、彼は遅くとも一〇月二日には新京に入っていたことになる。これは関東軍司令官の命令の三日前だ。

武藤が述べている一〇月九日の各部次長会議には、同部長の石井四郎が出席していた。武藤は書いている。

民生部は対策を提出した。

「三角地帯への交通を遮断し、全住宅を消毒することにより蔓延を防ぐ」というのであった。ところで、この会議の初めから終りまで、会議室の隅に副官を連れたひとりの大佐が席をとっていた。次長会議には、関東軍の政治参謀が加わっているのに、この軍人は何のためにここにいるのだろうといぶかり、恐らく関東軍が入室を許したに違いないと、と私は推量していた。

次長会議は民生部のペスト対策を承認し……会議終了を宣した。その瞬間、室の隅にいたその軍人は立ち上がり、「諸君、暫くそのままで」と声をかけた。

何事ならんと一同席についたままでいると、彼は副官に命じて窓のカーテンを全部しめて室内を暗くし、出席者一同に向い太く重々しい声で宣告するかのように言った。

「一九一八年、シベリア出兵に際し、北満及びシベリアにかけて猖獗をきわめたペストの惨状！」

副官は用意した映写機を台上におき、黒竜江を挟んで発生したペスト患者を次々に収容する場面を映し出し、如何にペストが恐るべき伝染病であるかを一同に示した。(12)

この大佐が石井四郎だったが、彼は映画が終わると立ち上がり、名乗りもせずに演説を始めた。

新京の一隅で発生したペストをお座なりな仕方で防ごうとしても、この人口の多い大都会では、到底防ぎ切れるものではない。このペストは新京から六〇キロ離れた農安から移ってきたものと推定する。一九三三年には、農安県全体のペスト患者は四九三名であり、その大部分は農安街にある。

建国後［満州国設立後］、防疫工作が進み、漸減をみたが最近増加の傾向が現れている。病者の死因はかくされていて明らかでないが、数百人の患者が現存すると推定される。この度の死者により、農安のペスト菌が当市に侵入したと推定するのは、患者が農安とかかわりを持つ人たちだからである。

……ペストは蚤の媒介により伝染する……ペストには四種類あり、腺ペスト、皮膚ペスト、眼ペスト、肺ペストであるが、肺ペストは人類にとって末期的症状をもたらす恐るべき伝染病である。結論としてペスト菌は腺ペストのうちに完全に殲滅すべきであり、これを蔓延せしめてはならぬ。そしてペスト菌を運ぶものは鼠と蚤であるから、市内及び近郊にいる蚤と鼠とを駆除しなければならぬ。本官が調査したところによれば、中国大陸の北部には新京を含んで鼠の数は人口の数に等しいと推定される。新京の人口は五〇万であるから、鼠も五〇万匹いると推定しうる。私たちは、これとも戦わねばならぬ。本官は陸軍軍医大佐石井四郎である。(13)

石井が着席すると、関東軍参謀が立ち、この件を政府民生部だけに任せず、軍と政府が共同して中央にペスト防疫の委員会を設け、新京市の防疫本部に対して軍が指揮命令を発することができるようにした上で、ペスト対策にあたることを提案した。これが承認され、防疫給水部、すなわち七三一部隊が新京ペスト防疫の前面に立つことになった。こうして防疫給水部を中心として「関東軍ペスト防疫隊」が編成された。隊長は石井四郎で、表・新京7がその編成だ。

関東軍のペスト対策――家屋焼却と捕鼠作戦

関東軍としての対処方針は表・新京6の3の文書から読み取ることができるが、それはかなり性急なものだ。なお＊＊＊は判読できない文字、以下同様(14)。一の2の「前任務」が何であるか気にな

表・新京7　関東軍ペスト防疫班の編成（「昭和15年農安及新京に発生せるペスト流行に就て　第5編　流行に於ける防疫実施の概況」、高橋正彦、「防疫研究報告」第2部第538号、受付:1943年4月の第1表）

区分（人員）			将校	下士官	兵	計	摘　要
防疫隊長	本部	庶務	2	4	14	20	別働隊として診療班（3人）、警備班（10人）、経理班（8人）、輸送班（48人）を有す
		企画	3	3	2	8	
		情報	2	2	6	10	別働隊として宣撫班（15人）、写真班（6人）を有す
		資材	2	9	8	19	
		研究	4	8	16	28	
		教育	2	2	4	8	
	撲滅部	防疫斥候	3	3	10	16	
		撲滅	2	1	10	13	
		検診	25	5	30	60	別働隊として検疫班(20人)、予防接種班(30人)、収容班(15人)を有す
		消毒	1	1	10	12	別働隊として瓦斯班(20人)を有す
		検索	10	13	36	59	
		病理	2	4	4	10	
		隔離診療	2	2	10	14	
1	2		60	57	160	277	総計　732人

以上の他防疫隊長は民生部保健司、新京市衛生処、新京市衛生試験所、満州国赤十字社、満鉄臨時防疫委員会を区処し、新京憲兵隊、野副部隊警備隊、独立憲兵隊（満憲）、首都警察庁、新京鉄道警備隊、協和会首都本部等の協力を得て、軍官民一体の防疫態勢を備え、以てペスト防疫の完遂を期した。

る。これは四章以降でふれる中国中部（寧波その他）へのペスト菌攻撃作戦任務を意味しているのかもしれない。

新京一部の追撃戦と農安対策　十月十六日十二時　於国防会館

一・（武井参謀）起案者として情況説明読＊＊の後左の説明をなす

1　一週間位で新京の絶滅を期し度し。他の重要事項もあり早く手を引き度

2　防疫給水部長前任務続行

3　関東憲兵隊任務の件

（隊長）防疫保健司長は警察庁警務員を区処し得るや

（満州国）区処し得る如くなりあり

二．指示

1　十月二十日とし約二週間を以て一応終結を計る

2　場所

［以下省略］

一．の1および二．の1から、相当荒っぽい方法も、許されたのではないか、という疑いを禁じえない。またいかにも臭いものに早急に蓋をしようとする性急さは、ペスト流行の原因についていらぬ憶測を招きかねない。関東軍としては手早く制圧することで、「あらぬ疑惑」の拡大を防ごうとした、という立場だろう。「あらぬ疑惑」について関東軍は認識していた。その点を含めて表・新京6の1の文書（一〇月十五日付）、「極秘」の判がある「対策」という文書をみる。一．の「有菌鼠」は一五日までに三〇頭確認されている(15)。また京城大学の森為は動物学者の森為三のことだ。三．に「漢法」とあるが、現在では漢方という用法が一般的となっている。

極秘　対策

一．有菌鼠多数を算する＊＊＊み動物学者の動員計画＊＊＊し京城大学予科森為＊＊＊＊鼠専門の学者なり関東軍＊＊＊［一行脱落］

二．［最初一行脱落］＊＊＊染予防上防毒面を装用せしむる要あり、兵器に就き軍当局＊解を要す

三．漢法医が「ペスト」容疑者を＊＊＊するの傾向あり、之が厳重なる＊＊＊りを要す

四．今次流行の初発患者は軍部関係者にあり等の流言あり。真相を知らしめ誤解を一掃する要あり。ペスト犠牲者＊＊＊＊＊＊［以下全文読めず］(16)

二．の防毒面は化学兵器（毒ガス）防護用のものであり、これはペスト予防のためではなく、ネズミやノミを青酸ガスやクロールピクリンで殺す際の作業員の安全のためだと考えられる。この時期から、大都会でのネズミ退治に毒ガスの使用を考えていたことが分かる。

四．の「軍部関係者」といううわさ話は、これは太田安次のことを意味していると思われるが、彼は二四日に満鉄病院に入院し、二五日の午後六時に陸軍病院に転院している。病名不明のまま二九日午後一時に死亡している。そしてその後解剖されている。こうした経緯をみると彼が軍の関係者である可能性は非常に高かったのではないかと思える。少なくとも中国人がそのように考えたのは当然だろう。

関東軍ペスト防疫隊長、石井四郎が取ったペスト制圧対策は、すでに患者とその疑いのある人々の

隔離は実行済みであったこともあり、実際に行ったのはまず濃厚汚染地域の家屋その他の焼き払いとネズミの捕獲だった。捕獲したネズミはペストで汚染されているものもあり、最終的には焼却処分だが、ある段階からはネズミ捕獲ではなく、路地裏や下水のネズミ殺害へと方針が変わる。この方針転換は、流行の拡大の調査・研究が一段落したことで、それ以上の流行を抑えるための強硬手段とみるべきだろう。

ペスト防疫にネズミの捕獲が重要なことは現在では常識だが、当時の七三一部隊の研究者の間ではそうでもなかった。満州地域では古くからペストが発生していたが、その発生がペスト菌のネズミ→ノミ→ヒトという移動であるかどうかについて、そう主張するものとそれを否定するものとの二つの説があった。どちらも科学的な実証に基づいた説だった。そのため石井機関の研究者たちは十月上旬に活動を開始して間もなく、上記一・のように、今回のペスト流行にネズミが関与しているかどうかを突き止める目的で、ネズミ捕獲を優先課題としたのかもしれない。他方、汚染家屋の焼き払いは荒っぽい方法だが、これには研究目的はなく、専ら流行を阻止することが狙いだった。

弘報処長の武藤は「石井の部下に組み入れられ」焼却に立ち会うことになった。彼はそのときの模様を次のように書いている。武藤の記述などから判断して、この焼却は一〇月二〇日よりは前に実施されたと考えられる。

新京において着手した防疫の第一は、ペスト発生地区たる三角地帯の焼却であった。当時ここには三階建てのアパートのほか、獣医師その他小売商など数戸があった。家財道具の持ち出しは一切禁止され、一日のうちにトタン板でかこわれてしまった……石井大佐は私をトタン板の塀の前まで呼び出して言った。

「ここに火をつけて焼くことにする。家の頂上に穴をうがって下から火をつければ、風がない限り炎はまっすぐに上昇し、延焼の危険はない。火をつける前に、君とふたりで、トタン内のかこいの内部を調査に行こう。もし君がペストにかかって死んだなら公傷として位一級を進めてあげる」

こう言って彼はトタン板のくぐり戸を開き、私と内部をひとまわりした。こちらはえらいことだと思ったが、彼が伝染病の鎮圧には医療の次に弘報が大切なのだから頼む、というので、おずおずとついて行った……三〇分ほどで、私はようやく放免された。

その夜はおちおち眠れない……幸い何事もなく朝が来た。午前十時、現場に赴くと、消防車を前にして大佐は佇立し、部下たちに命じて、三階建ての屋根をこわさせている。破壊が終わると、彼らは下から建物に火をつける。火は頂上へ向かって延び、火の子は……炎とともに天にのぼる。

この人工的火災は、囲いの中の平屋や二階建に次々に移り、三時間ほどで三角地帯の主要部焼却は終わった。(17)

石井の「伝染病の鎮圧には医療の次に弘報が大切なのだから頼む」というのは、情報開示あるいは情報操作の重要性を認識していた結果だっただろう。この点が不十分だと浜松での例にあるように、パニックが起きる危険性が高まる。

なおこのとき石井は部隊で開発したペストワクチンを受けており、他方武藤は受けていなかったはずだ。後でみるように、その頃までに開発され、使用されていたワクチンは線ペストに対して有効性が確認されていた。

武藤によれば、三角地帯焼き払いの翌日、石井は次の三つの命令を発した。この命令は表・新京6の文書にはない。

① ペスト予防注射未接種者は、新京駅から一〇キロ以内の駅からの乗車禁止

② 市民は、各戸ネズミ二匹を供出

③ 外出時マスク着用

マスクの着用は日本人にとっては冬季使用する人も多く抵抗感はなかったようだが、中国人にとっては異質な習慣であり、交番の前を通るときだけマスクを着けた者が大多数だったようだ。

表・新京6の2の文書には「一・ 参謀長を通じ軍司令官より隊長自重せよとの御言葉あり」、および参謀長挨拶として次の1～3が記録されている(18)。

1　防毒マスクの徹底は非常に愉快なり
2　満州国及国軍の力が如何に大きいかを民衆に
3　ペスト短期絶滅を期し得たらば之が為国威宣揚外国に対し非常に誇りとなり得るものなり

1の「防毒マスク」と、その前の③の「マスク」とは別のものと考えられる。「防毒マスク」は兵器であり、一般の中国人に支給されるとは考えられない。他方「マスク」は武藤によれば一般の中国人に着用を義務付けており、ガーゼを重ねた簡単なものだったはずだ。そんなマスクは何のためだ。近年濡れマスクが風邪予防になると言われているが、普通のマスクがそうした予防効果はあるのだろうか。ガーゼのマスクは呼吸を楽にはするが、風邪その他の感染症に対する予防効果はきわめて限定的だろう。むしろ、風邪を引いている人がマスクをすることで、くしゃみその他の際の飛沫が飛び散らない、自分が感染源とならない、という効果の方が大きいだろう。このとき中国人にもガーゼのマスクを強制したのは、肺ペストの患者が出た場合のことを想定していたのではあるまいかと思える。肺ペスト患者が外を歩き回ることはあまり考えられないが、それでも初期の患者が他人と接して、その飛沫から感染を引き起こす可能性を考えたのではあるまいか。それを防止する目的がガーゼのマスクにはあったのではないかと考えられる。

新京でのペストは九月下旬に患者が発見されてから約一ヵ月半で終息したのだから、参謀長がねらった国威発揚に大いに寄与したかもしれないが、高橋は次のように指摘している。

満州に於けるペスト……専ら気温に密接な関係を有するものにして……之が間接にペストの流行に影響を与えることは倉内の既に指摘せる所である……流行の消長は新京に於けるペスト関係動物及昆虫の季節的消長とペスト関係動物のペスト感受性の季節的消長に直接の関係を有するものと考えられる。(19)

これは寒くなれば、ノミなどの活動レベルが低下して、ペストの流行も下火になるということだ。ただしこれは腺ペストの場合で、肺ペストとなると冬季に猛威を奮うことは一九一〇年および一九二〇年の流行で経験済みだった。肺ペストの猛威については次節の「中国東北部のペスト」でみる。

第四章　満州のペスト

中国東北部（「満州国」）のペスト

ペスト発生の歴史――中国の研究者

新京でのペスト発生、さらにはそれに先立つ農安のペスト流行は日本軍の謀略である、と主張する解学詩は（1）、この地域のペスト流行の歴史について次のように述べている。文中の九一八というのは一九三一年九月一八日で、日本軍が奉天（現在の瀋陽）郊外の柳条溝で中国への戦争を開始した日を示している。日本は翌三二年、この地に「満州国」を作り出した。

九一八事変後の満州国時期における東北のペスト流行概況は、ほぼ表3に示されている……当時の基本的な傾向は見て取ることができる。すなわち、①清末・民国時期の周期的流行に代わって、ペストは毎年発生するようになったが、②毎回の流行の規模、すなわち患者・死者数は清末・民国時期より少なくなっていることである。このほか、表3には現れていないが、病型が肺ペスト主体から腺ペスト中心へと変化し、流行地区も中西部にかなりの程度集中し明らかな地方性を示した、という二点も指摘できる。(2)

この記述で解が指摘しているのは、この地域に「満州国」ができて以降、①ペストの流行はある程度制圧されたことと、②肺ペストの爆発的な流行はないが、③毎年一定数の腺ペスト患者がある決まった地域で発生し、それら地域にペストが「定着」したことがうかがわれる、の三点だ。①の結果を生み出した背景は後でみる。

解の文中に腺ペストと肺ペストと二種類のペストが出てくる。ヒトが感染し発病するペストとしてはこの他に敗血症ペストがある。このうちもっとも多く、かつ他の二つのペストの引き金となるのが腺ペストで全体の八〇~九〇%を占める。それに対して敗血症ペストは一〇%程度で、肺ペストは稀に起こる、というのが一般的傾向だ。

ヒトが腺ペストになるのは、主にペスト菌を体内に持ったノミに刺されることが原因だ。ノミがペスト菌を持つようになるのはペスト菌に感染したネズミなどの動物を吸血したことの結果だ。したがって腺ペストの制圧は、ノミの退治もさることながら、ネズミを駆除することがより効率的となる。

敗血症ペストは当初腺ペストであった患者が、人によって敗血症を引き起こすことで起きる。肺ペストは腺ペストの末期患者および敗血症ペスト患者が肺炎となることで起きる。腺ペストや敗血症ペストの段階ではヒトからヒトへの感染は起こらないと考えられているが、肺ペストとなると、患者が咳などによって放出するペスト菌を含んだ飛沫を通じて感染する。肺ペストはヒトからヒトへと感染する病気なのだ。二〇世紀半ばに抗生物質が登場する以前は、どのペストでも助かる見込みは少なかったが、特に致命的で、病状の進行が速かったのが肺ペストだった。

さらに肺ペストはペストワクチンが効かない。一九三〇年頃にはペストワクチンが何種類か製造されていたが、それらワクチンも、また現在使用されているものも肺ペストには効果がない。

この地域に「満州国」ができる以前の清国末期、および中華民国建国後十年の年月を隔てて、肺ペストの大流行が二回あった。一回目の流行について解は次のように書いている。

表1によれば、一九一〇～一一年の、ペストによる病死者の合計は、四万三八九二名である。だが、これは当局の統計であり、住民たちは防疫を恐れて、患者や死者が出ても多くの場合それを隠蔽したから、数字は実態とはかけ離れている……表1の示す長春の死者は三一〇四名であるが、各機関の報告によれば死者三八四九名のほか、町や村から発見された隠匿遺体が一九七八体、未埋葬の棺桶が六五二あり、死者総数は実際には六四七九名となる。これは当時の長春の人口の一・二％に相当する。(3)

「当局の統計であり」信憑性に乏しいというのでは、何を基にしてペストの流行の広がりや、その激烈さを推し量ればよいのだろう。上記の引用では長春での死者数が六四七九人で、それが長春の人口の一・二%に相当するという。その比率で計算すると長春の人口は五四万人程度となる（6479/0.012）。長春は満州国の首都となり、新京となってから人口が増えたが、それまでは一〇万人程度の街だった。人口が三〇万人を超えたのは一九三六年頃だった。一九四〇年頃には五〇人万に達していた。

解の言う「当局」とは「満鉄鉄道総局」のことであり、この数値は同局が肺ペスト流行から二四年後に刊行した「康徳二年（昭和一〇年）度ペスト防疫概況」のものである。満鉄が採用した数値は何を基にしているのだろう。解はそれについて何も明らかにしていないが、満鉄が基にしたデータは「関東都督府」の臨時防疫部が一九一一年に出した『明治四十三・四年度満州ペスト流行誌』の数字だ。「関東都督府」は日本が作った行政組織であり、臨時防疫部は一九一一年二月、肺ペストの流行に対応するために急遽組織されたものだ。それを決めた「関東都督府臨時防疫部官制ヲ定メ・関東都督府ニ臨時職員ヲ増置ス」（アジア歴史資料センター、レファレンスコード（以下同様）・・A01200067600）は「南満州のペストは益猖獗を逞うし底止する所を知らず之が撲滅を期せんが為此際関東都督府に臨時防疫部を設置するの必要あり……」と述べている。しかし同防疫部が実際にペスト調査をしたのは満鉄沿線と関東州、すなわち長春～旅順間についてであり、その結果は「満洲ニ於ケルペスト病況報告ノ件」（A04010235100）という記録として残しているが、北のハルビンや西のチチハルその他については調査していない。こちらについては清国の機関である奉天全省防疫総局が調査し、『東三省疫事報告書』（一九一一年一一月）を出している。なぜ満鉄や日本の行政機関である関東都督府が中国の地でペスト調査をしたのかは後でみる。

最初の肺ペストの大流行があったのは、時代的に清国が崩壊し、中華民国の建国を導いた、一九一一年一〇月の辛亥革命の直前であり、行政機関も混乱し、十分な調査が行われなかったことはあるだろう。またそうした社会的不安定さが公衆衛生の質の低下を招いた可能性や、人の行き来が活発になることなども、肺ペストの大流行の遠因となっていたかもしれない。

二回目の流行について解は「表2が示すように、二〇～二一年の東北ペストは、時間の推移と気温の変化にともない、腺ペスト→敗血性ペスト→肺ペストと病型を変化させながら流行していった」(4)としている。これはまさに教科書どおりのペストの推移だ。腺ペストであれば、ネズミ→ノミ→ヒトという経路で感染が起きるので、ノミがいなければ、感染したネズミがいてもヒトがペストになることはない。したがって、寒さのためノミの活動が鈍る晩秋には中国東北部では腺ペストはほぼ終息する。しかし、肺ペストとなると、ヒトからヒトへの感染であり、むしろ寒い冬季に猛威を奮うことになる。

肺ペストの発生の原因について解は、シベリアの草原地帯に生息するリス科の小動物、タルバガンが起源であり、シベリア・モンゴル地方からもたらされたものとしている。「二〇年になると、北満で発生したペストがすさまじい勢いで南下し、二一年には全東北を席巻した末、同年六月終りを告げた……今回の大流行の感染経路は、一〇～一一年の最初の流行とほぼ同じで、外バイカルからハイラルに入り、その後南進したものであった」(5)と書いている。この地のペストが外来のものであることを強調している。

ペストの概要——日本側資料

同じ地域・時期のペストの流行について日本側の資料をみておく。解の記述との違いは肺ペスト以外に、腺ペストの流行に着目していることだ。日本側の資料ではペストの流行を大きく四つに分けている(6)。

①一八八八～一八九九年間に熱河省囲場県に発生したペスト
②一八九九～一九〇七年間に営口(当時の牛壮)に発生した腺ペスト
③一九一〇～一一年及び一九二〇～二一年の二回にわたって満州の広い地域に起こった肺ペストの大流行
④一九二七～二八年に初めて発見され、満州建国後毎年発生した腺ペスト

以下でみるように、①と④とはほぼ同一の原因によると捉え、②は香港の腺ペストの流行が飛び火し

たものとしている。

①の囲場方面では、一八八八年以来毎年夏から秋にかけて流行を繰り返したという記録があり、このペストは建国後毎年発生した④のペストと同一原因によるものと考えられる。②の牛壮方面のペストは一八九九年七月船舶によって香港、廈門、福州方面のペストが搬入され、この地の鼠族に根を下ろし一九〇七年まで毎年腺ペストの小流行を起したが、以後全く根絶したので、建国後満州に常在するペストとは関係がないものと見られる。（7）

ペスト菌はこのときの香港のペスト流行時に発見された。発見者はフランスのA・エルサンと日本の北里柴三郎だ。このときの流行は一八九四（明治二七）年春から始まり、北里は六月一二日に船で香港に着き、ペスト菌分離の作業を進め、数日のうちに確定し、七月七日付けでその結果を権威ある英国の医学雑誌『ランセット』に送り、それが八月一一日号と八月二五日号に掲載され、ペスト菌発見者の名声を得た。エルサンのペスト菌発見の論文は北里より遅れて発表された。

香港のペスト流行は北里に栄光をもたらしたが、数千の日本人にはペスト感染およびそれによる死という惨禍をもたらした。香港のペストが日本に飛び火したのだ。北里のペスト菌発見から五年後、一八九九年一一月、広島で旅人が急死した。血液を調べたところペストと判明した。ペストはその後、阪神地方からさらに東上し、東京などでも死者が出て、一九二六年の横浜での最後の患者までに患者数は二九〇六人（うち死者は二二二五人）に達した(8)。このときのペストの病型は、腺ペストが七二％、敗血症ペストが二二％、皮膚ペストが二％、そして肺ペストが四％といった比率だった(9)。

このときに日本ができた対応は、ネズミを駆除することだけだった。

肺ペスト

中国東北部にとっての脅威は③と④のペストだろう。③のペストの概略は次の通りだ(10)。

一九一〇年九月一六日、シベリアのザバイカル地方（満州里に隣接）で腺ペスト患者が発見された。満州里の九月末は初冬であり、腺ペストはすぐに肺ペストに転化した。当時満州里はロシア人五千人、中国人二千人程度の町だったが、毎年四月から一〇月の狩猟シーズンには中国人人口が一万人に増加していた(11)。狩猟シーズンが終わると、彼らは自分の家に戻るために、東清鉄道で東へ向うのだった。

一〇月満州里で狩猟を行っていた中国人二人が吐血して死亡した。これが中国領内での最初のペスト患者だった。以後ペストは「東清鉄道」でたちまち沿線各地に伝播、チチハル、ハルビンを経て南満州鉄道（満鉄）に沿ってさらに南下し、満州全域に広がった。東清鉄道は中国から鉄道建設の権益を得たロシアが一九〇三年に完成させた鉄道で、ロシアとの西の国境の町、満州里からハイラル、ハルビン、牡丹江を経て、東の国境の町、綏芬河を通って、ロシアのウラジオストクまで続いている。

満州里から西へは、ロシアの国境の町、ザバイカルを通りチタを経由してシベリア鉄道へとつながっている。当時のロシアにとって極東ロシアとモスクワとを結ぶ重要な鉄道だった。この鉄道の名称は清国の崩壊により東支鉄道となった。ハルビンから南、長春、奉天などを通って大連・旅順まで鉄道でつながっている。このうち長春─旅順間が満鉄で、ハルビン─長春間は東支鉄道の支線だった。

一九二〇年夏、シベリアのザバイカル地方で腺ペストの流行が始まった。一〇月初旬、ザバイカルから直線距離で一五〇キロ離れた中国の町、ハイラルの毛皮工場で腺ペストが発生した。これが一一月下旬に肺ペストに変化し、「東支鉄道」の沿線各地に急速に蔓延、北満一帯に大流行をもたらした。このときの流行が終息するのは翌二一年五月で、それまでに死者八五〇七人を出した。

これら二回にわたる肺ペストは、夏にシベリアで発生した腺ペストが原因で、その根源は同地方に棲息するリスの一種、タルバカンのペストであることがその後明らかとなった。ペストはタルバカンに付いたノミが、タルバカン→ノミ→ヒトという順番でペスト菌を伝えた結果だった。

しかし腺ペストが肺ペストとなり、ヒトからヒトへと直接感染が広がっていくと、ネズミやノミの介在は不要となる。次のような記録が残っている。

> 二回の肺ペストの大流行に際し、有菌鼠は一九一一年にハルビンの隔離舎でわずかに一匹しか検出され（マ）ただけで（マ）あり、また大流行の翌年以降、どこにもペストの発生を見なかったことより、この二回の肺ペストの大流行も鼠ペストとして存続することができなかったことが知られる。(12)

肺ペストの流行にネズミは関係していない。したがって感染ネズミが一匹しか見つからなくても不思議ではないが、ネズミについてペスト菌を検索する方法が未熟だったのではないかとも思える。

同じことは患者についても当てはまるのではないかと感じている。解は「一九一〇～一一年のペスト……病型も長春で発見された腺ペスト患者一名を除けば、東北地区の患者数万名は、全て肺ペストによって命を失っている」[13]としている。この記録から肺ペストのすさまじさは分かるが、本当に腺ペストは一人だけ、そしてペスト敗血症はいなかったのか、という疑問は残る。この流行では、関東都督府はネズミ捕獲を勧め、一頭五銭程度で買上げていた[14]。当時の中国での五銭がどの程度かは分からないが、ここは「買い上げていた」という事実をはっきりさせるために、買い上げ価格を書いた。

一九二〇年から二一年にかけての流行は一九一〇年のときほど激しくはなく「表2が示すように、二〇～二一年の東北ペストは、時間の推移と気温の変化にともない、腺ペスト→敗血性ペスト→肺ペストと病型を変化させながら流行していった」[15]。表2は、八月下旬～一〇月末には腺ペストが満州里・ハイラルで、一一月上旬～一二月下旬には敗血症型ペストが満州里・ジャライノール・ハイラルで、一二月二五日～二一年六月末には肺ペストが東北からシベリアにかけての広い地域で、それぞれ猛威を奮ったことを示している。

中国（当時は清国）は一九一一年四月に奉天で「国際ペスト会議」を開催した。主催した清国以外に日本や米国など一〇カ国が参加した[16]。日本からは北里柴三郎が出席している。会議の議長は清国の著名なペスト学者、伍連徳が務めた。伍はその後一九二六年に英語で書いた「肺ペストに関する研究」によって東京帝国大学から医学博士号を受けている（国会図書館請求番号：UT51-59-O733）。この会議に参加した「イギリス人医師のピートリーは……ヒトとヒトとの接触によって発生するため、『ペスト患者の収容されている病院は、最も危険な場所となった』と指摘し」た。これは当時の肺ペスト対策が一方でネズミの買い上げや懸賞金などによるネズミ収集そして駆除と、患者および患者の可能性のある人の隔離だったことを示している。ネズミの駆除は、香港ペストが日本を襲ったときに日本が採った対抗手段だが、肺ペストが流行する状況となってしまった後では、ペスト制圧の効果は期待できない。

この国際会議で、中国で肺ペストが急速に拡大した理由が明らかにされた。「グレイの報告によれば、肺ペストは、鉄道によってシベリアから満州里、チチハル、哈爾浜（ハルビン）などの満州北部へ、後に長春、奉天などの満州南部にごく短期間のうちにひろがった。肺ペストが短期間のうちにひろがった最大の要因は鉄道であり、鉄道沿線の都市から村々への感染を媒介したのは山東省出身の出稼ぎ労働者（山東苦力）の帰郷にともなう移動であった」(17)。肺ペストは中国東北部で急速に広がったが、その反面で「生活環境の良好な中国人への感染はほとんどなかった」という現実もあった(18)。そのため中国人の「東清鉄道への乗車も禁止された。但し、これは中国人全体を対象としたものではなく、急行列車の中国人乗客は例外とされた」(19)という。急行列車に乗るような生活程度の高い中国人はペストに感染するような環境にはない、ということだ。同じような措置、生活程度の高い中国人は入場を歓迎するが、そうでない中国人の入場を制限する措置はハルビンなどの租界でも取られた。

ペストの疫学——日本人研究者

なぜ満鉄や日本の行政機関が一九一〇年の肺ペストに取り組んだのか。

一九〇六年から日本は、日露戦争によってロシアから獲得した長春と大連間の鉄道（南満州鉄道↓満鉄）とその沿線の鉄道付属地（満鉄付属地）の経営を開始した。鉄道付属地は単に鉄道レールや駅舎の敷地にとどまらなかった。鉄道運営に必要な電話局、蒸気機関に欠かせない石炭を産出する鉱山、さらには沿線警備のための兵員の宿舎その他設備のための土地も全て、「鉄道運営に必要」ということで鉄道付属地となっていた。付属地の行政権は鉄道会社、この場合は満鉄が持っていた。その住民は税金を満鉄に払い、満鉄は学校や病院などの社会的諸制度を整備し、提供した。そこの非中国人住民は中国には税金も支払わないし、中国の法の下にもなかった。満鉄付属地がどの程度の広さであったかは、例えば炭鉱の街、撫順はほぼ全域であったし、また隣の奉天（瀋陽）も広い面積を占めており、そこに満鉄が経営する満州医科大学が置かれるなどしていたことから推測できるだろう。

一九一一年の「満洲ニ於ケルペスト病況報告ノ件」によれば、満鉄の支配地域というか、営業基盤でのペスト死者数は発生から四月二一日までで五八四八人となっている。このうち付属地での数は二三九人となっている。

表・新京8　満鉄の研究者のペスト論文

著者	論文タイトル	発表雑誌	巻号、年号
安東洪次	東北内蒙古に於ける腺ペストの流行に就て	日本伝染病学会雑誌	4巻5号、1930年
倉内喜久雄	内蒙古ペストの疫学的研究	満州医学雑誌	12巻6号、1930年
倉内喜久雄	内蒙古に於けるペストの流行と該地に棲息する齧歯類との関係	満州医学雑誌	12巻6号、1930年

日本の医学者が、ペスト患者および死者の統計を取るだけではなく、なぜペストが発生するのか、なぜ一〇年間隔で肺ペストが起きるのか、なぜ腺ペストはほぼ毎年同じような場所で発生するのか、という問題に取り組んだのは一九二〇年代の後半になってからだった。発端は先の④の発生だった。

この流行で表・新京8の論文が発表された。著者は二人とも満鉄が経営する大連衛生研究所員で、当時安東は同所の細菌科長、倉内は同科員だった。その後安東は所長となり、戦後は東大の教授となる。また大連の衛研は当時東洋一のワクチン工場だったが、一九三八年に七三一部隊が接収し、安東は同部隊大連支部長に就任した。

安東は④のペスト発生について次のように書いている。以下の通遼は当時は興安省の県のひとつだ（現在は内蒙古自治区の市）。

昭和二年九月二十日鄭家屯公所長より通遼県下に不明の伝染病猖獗を極めつつありとの電報あり、続いて二十七日同公所長より銭家店附近に約八十名の死者有り、通遼県外の蒙古地帯にては二、三百名に達せりとの太田通遼県公医の調査報告を送付して来れり。依って二十八日衛生研究所員西村治雄及び当時衛生課員たりし児玉得三両氏は満鉄衛生課の命を受けて調査に趣きたるが、十月四日にいたりて通遼を北東に去る四十支里（約十三里）の地点に於て口邊血液を以て汚染せられたる死亡直後の行路屍体に邂逅し、直に之を路傍に於て解剖に附し、肺臓組織及び其の他の臓器の塗抹標本を作りて検鏡せるに多数の定型的に両端濃染せる菌を発見せり。菌を分離するにいたらざりし為ペスト菌の確診を下し得ざりしも、この両氏の献身的調査旅行によりて初めて内蒙に於けるペスト流行の存在を明らかにせられ、日本竝に支那側の多数医師の派遣となりて諸種の調査研究は此所に其の端を発したり。(20)

この流行時の調査は翌年、一月二四日まで続けられたが、上記の擬似ペスト例を一例確認した以外の発見・成果はなかった。

ペストの確診をしたのは翌一九二八年九月だった。この年夏に再び通遼その他でペストの流行の報がもたらされた。先の西村と高橋厳三郎が派遣され、「九月四日銭家店に於て一患者の鼠蹊腺より採取せる材料にて正規の試験を行い、其のペストなる事を確証せり」(21)。論文で「正規の試験」としているのは怪訝な印象を否めない。通常は組織を培養し、菌が増えるかどうかという培養と、それに続く増えた菌を動物に接種すると、その動物がペストに感染するかどうかをみる動物実験が欠かせない。それについて一切言及がない。この点について倉内は「ペスト様患者の鼠蹊腺腫より採集せし材料を当研究所に送付し、正規の試験を了し」(22)と書いている。安東は先の記述に続いて、中国側の医学者も九月七日、東省防疫総処員の陳および四洮鉄路総院長の李の二人が同じ銭家店において、「一患者の鼠蹊腺より塗抹標本を作製し又培養を行いてペスト菌を証明せり」(23)と具体的にペスト菌の証明方法を記述している。

ペストの流行の発生が確認されたことで日本側も中国側も研究・調査チームを送り込んだが、人数的には日本側が圧倒的に多かった。中国側は先の二人の他、ペスト学者の伍連徳が自分の弟子を数名送り込んで流行拡大の阻止と研究・調査に当たらせた程度だった。他方日本側は衛研所員および満鉄衛生課員を多数派遣して流行の広がりなどの疫学的調査、流行拡大の阻止、それに病理学的研究（死体解剖）など多方面にわたる研究・調査を行った。日本人の医学者の数は、安東の論文に出てくるだけで一五人を超えている。それ以外に研究所および満鉄の中国人職員もこの活動に加わっていた。

一九二八年の流行でのペストの病型の比率は、日本の医学者は患者二七八人について有腺腫が六八・七％、無腺腫が三一・三％と報告している。これに対して、伍連徳は一八九例について有腺腫八四・三％、敗血症一四・三％、肺ペスト一％、皮膚ペスト〇・五％としている。治癒例は日本側で一〇例、伍の方では一二例だった。こうした数字をみると日本と中国のペスト研究者が共同してペスト防疫に当たるというより、研究のため、症例集めのために、患者・死者の取り合いをしていたことがうかがわれる。

満鉄ではペスト流行の南下を阻止するために、通遼から東に伸びる四洮線と満鉄との交わる駅、四平街で鉄道の乗客のペスト感染の有無の検診を行った。それでも流行を封じ込めることはできなかったのか、それとも別のルート経由かははっきりしないが、「伍氏に拠れば農安にも十一月十八日より十二月八日まで……ペスト流行ありしと云う」(24)状況が生まれていた。ここでは一九二八年に農安でペストが流行したことだけを記憶しておいてもらいたい。

内蒙ペストはもともとのものか、それとも外来のものか。ペスト流行地の言葉である蒙古語にはペストを表現する単語がなく、中国語の「鼠疫」や「百斯篤」などの語を使っていることから土着のものではない。このことから安東や倉内はこの地にペストはなかったが、十数年前、すなわち一九一〇年代からペストの流行が繰り返されている、という現地の役人の証言を信頼性のあるものと判断している。

内蒙ペストの起源は……既に十二、三年前より通遼以北、チャカヌトルガイ附近を中心として毎年流行を反復しつつありしものの如し……一九一七年七月一日四平街、鄭家屯間は鉄道の開通するあり……一九二三年……所謂四洮線の完成をみるや、彼我の距離は遽かに短縮せられ、其交渉愈々深きに及びて、該地に毎夏一種不明の悪性伝染病の流行しつつある事は喧伝せらるるに至るも、其何たるや判明せず、何れも夏期勃発し急性に死の転機を取る故、コレラを疑わしめたり。四洮線完成の翌年、即ち一九二四年より其記録稍々明かなるものあり、一九二四年、二五年、二六年、二七年の流行に関しては、満鉄衛生課、土屋及李氏、伍連徳氏等の報告あると雖も、之を以て内蒙ペストの流行は一九二四年よりなりという所論は当らざるものの如く、該地の流行は已に其より以前より反復されいたるも、偶々四洮線完成に依り、彼我の交通頻度を加わるに至り、其状況の明かとなりしものと解するが至当なるが如し。

……

然らば内蒙ペストは、其何れの地より病毒の侵襲を受けしや。之に答うべき確証は得ざるも、該地と最も密接の関係ある東亜に於るペスト根源地たる東蒙及トランスバイカル系の病毒の移入を受けたるものと考えるが最も妥当なりと信ず。(25)

一九二四年の鉄道の開通でそれまで隠れていた毎年繰り返されていたペストの流行が表面化し、日中の研究者がその起源や感染経路の解明に取り組んだのだった。内蒙のペストがより西側のペストの原発地であるロシアから侵入したとなると、どのようにして侵入したのかが次の課題であるし、それはペストの拡大を防ぐ上で必要な知識だった。

一八九九年から一九二六年までの日本でのペスト流行時の防疫の柱はネズミ退治だった。これは他の比較的温暖な地域においては一般的な方法だった。それゆえ、満州での二度の肺ペストの流行でも、日本側もまた中国側もネズミ駆除に力を注いだのだった。しかし肺ペストではどうもネズミは関与していないらしいことが次第にはっきりしてきた。また中国人が流行をふりかえってその発端を述べる際には、何月何日に某男性が遠隔地より来て、彼がそこで死亡し、それからペストが始まった、という言い方をすることが多い。安東は一九二七年の腺ペスト流行について「此年八月斑禅喇嘛一行が達(タ)爾漢(ルハン)王府に巡錫せるに際し多数の信者各地より王府に集合したるが、此信者の移動が病毒伝播に與り流行蔓延に一大誘因を與へしものなる可し」(26)と書き、また一九二八年の銭家店の腺ペスト流行について「一蒙古婦人に拠りて携行せられたる病毒に端を発して」としている(27)。本来腺ペストはネズミの間でペストが広がり、それがノミを介してヒトに伝わるのだが、安東が紹介しているペスト流行の発端あるいは原因はヒトであり、ネズミではない。

満州が日本や香港のような温暖な地ではないことや、隣接するモンゴル地域やさらにその西側ではネズミ以外の齧歯類がペスト感染の要因であることなどから、この地の腺ペストにネズミは本当に関与しているのか、について日本の研究者は疑問に思うようになり、それについて研究を行っている。そのあらましを安東は以下のように記している。

……原発が齧歯類ペストに由来する事は各地の流行に鑑みて疑い無き所なり。而して部落より部落への伝播が動物或は荷物に依るに非ずして寧ろ人の移動に負う事大なるは他の流行地に於ても証明せられたる所なる……患者の隔離の行われたる通遼にては家鼠に対して何等注意せられざりしに拘らず、全部流行地よりの避難者にて該地にて感染せる者一名も無く、従て此地にては家鼠の関与せざるや論無し。銭家店に於ける流行は伍氏に拠れば病毒を携行せる一蒙古人の止宿せる客舎及其附近に鼠ペストの流行を来たし延いて人ペストの大流行を来たせりと云うも、倉内氏等の検査に拠るに十一月銭家店にて買収せる五千頭中一頭の有菌鼠すら発見せず、支那側防疫員も僅かに二頭の有菌鼠を得たるのみなりと云う……何等の防疫手段を講せず、無数の吸血昆虫（蚤、虱及び南京虫）蝿等の伴うを考えれば、果して鼠ペストが人ペストに先行せしや否や疑無き能わず、寧ろ主として鼠ペスト無き人ペスト流行と考える方至当ならん。(28)

これはペスト常在地域でのペストの感染はヒトからヒトへの感染であり、ネズミペストなしでヒトペストの流行が起きている、ということであった。そして原発性流行を起こすのはネズミ類よりも内蒙古砂漠のハタリスや跳兎などの関与が高いと判断していた。ヒトからヒトへの感染は肺ペストについては成り立つが、腺ペストについてもそうだと主張している。その根拠は流行地のネズミについて徹底した調査を行った倉内の研究結果だった。

実際の腺ペストの流行は安東が批判している伍の観察結果、「鼠ペストの流行を来たし延いてヒトペストの大流行を来たせり」の通りなのである。これは長年疫学的な観察を続け、地元の人から話を聞いた結果の成果であろう。疫学的な研究成果の達成は根気も必要ということだ。

倉内は一九二八年のペスト流行時に、「買上げられし斃鼠及捕鼠の細菌学的検索を行う好機を得」(29)そして、「鄭家屯にて検査せし齧歯類五万七千二百十六頭の中、鼠科に属するもの四万八千三百二十八頭中、特に病毒汚染最も濃厚なる銭家店患者発生区域より集めたる鼠科五千〇六十四頭中にも、一頭もペスト鼠を検出し得ざりき」(30)という結果を得ていた。ペストの感染経路について倉内の結論は「病毒の種繼及伝播に主役を演ずるは此等草原沙漠に特有なるハタリス及跳兎等にして野鼠及家鼠等は其補助的意義を有するものならんと推論せんとする」であった。

これが「満州国」建国当時（一九三二年）の日本人医学者たちのペストについての知識だった。

ペスト調査所の設置――ワクチンの効果と媒介動物

「満州国」発足と共に満鉄がペスト防疫の前面に乗り出してきた。一九三四年七月、満州国は農安県の哈拉海に、そして満鉄は通遼にペスト調査所を開設した。前者は主に吉林省を受け持ち、後者は満鉄沿線を受け持った。これらは三年後には共に移転し、前者は前郭旗（所長安村外茂鉄）に、後者は鄭家屯（所長春日忠善）に移転した。

清国時代、劣悪な衛生環境の下でペストが流行した。その制圧、あるいはその流行の侵入を抑えるという口実で、日本やロシア（後にソ連）さらには米国なども介入の機会をうかがっていたが、ついに日本が「満州国」を通じて、自らそれを担うと共に、列強の影響を排除することに成功した。二つの、満州国および満鉄の調査所の所長が共に日本の研究者であることは、ペスト防疫における満州国の独自性を演出しても、実際には「日本」の自作自演そのものであることを示している。

こうした「支配構造」の下では、解が述べる「流行の規模、すなわち患者・死者数は清末・民国時期より少なくなっている」(31) ことは、植民地支配を円滑に進めるために必須の条件だった。

「建国」から五年、一九三七年、通遼ペスト調査所の春日が「満州国内に於けるペストの流行並びにペストインムノーゲン及ワクチン予防接種の効果」を発表している。この論文は一九三三年からペスト汚染地域で住民に集団接種したペストワクチンの効果を論じている。その中身はワクチンの大規模な人体実験であるが、少なくとも当時の常識では非難されるようなものではない。現在の常識からすると、予防接種を受ける人の承諾を得ることが必要となる。春日の論文は次の言葉で始まっている。

人体に於ける予防接種の効果を判定するには動物試験に於けるが如く比較的同一生活環境にある同一年齢の一群の人を二分し、一方に予防接種を施行し他方を其儘として一定期間内に於いて発生する患者の率を比較する事最も理想的なるが、之は軍隊或いは都市に於て計画的に施行する場合に限りて多くの場合予防接種は実際の必要に迫られて施行するものの故斯くの如き要約の充たさるる事は極めて稀である。(32)

予防接種の効果を判断するには軍隊が理想的というのは次の理由による。①一定年齢の健康な人間の集団であり、②命令一下全員に同時に接種でき、接種漏れが少ないと期待され、③集団生活をしておりほぼ全員の生活環境や仕事の状況が同一ということによる。③は結果として、その後の経過の観察を容易にするという利点も生む。この理想を徹底的に追求したのが七三一部隊である。春日が行った研究は、七三一部隊とは逆の方向で、理想とは程遠い状況でいかに医学的に意味のあるデータを出すかという努力だった。「実際の必要に迫られて施行」した予防接種の場合には、以下の点に注意する必要を指摘している。

（イ）比較的条件の等しき群に分ち其の中の接種者及び非接種者に就ての比較に限局する事、並びに（ロ）予防接種と流行との時期的関係に十分の注意を払う事は最も肝要である。後者の注意は予防接種効果の判定上必要なるのみならず予防接種の有効期間を定むる上に、又予防接種後の所謂陰性期の存非を決する上に極めて有益である。(33)

こうした条件を踏まえて一九三三年から三六年にわたりワクチン接種とその効果を観察した。ワクチン接種をしたのは一九三五年と三六年の二年間で、この二年間の患者発生状況を、それ以前の、ワクチン接種をしなかった二年間の流行とを比較対照している。それが表・新京9：一九三三―一九三六年の全満流行状況だ。その結果、「予防接種の有効なる事」、「陰性期の存在せざる事」、それに「有効期間の意外に短き事」を確認した。(34)

陰性期が存在しないということは、ペストの流行が始まってからワクチン接種をしても意味があるということで、ペスト防疫に極めて有効な手段を提供することになる。また有効期間が短いと指摘しているが、ほぼ四ヵ月が限界だという。

ワクチンの効果はあるというのに、なぜ一九四〇年の爆発的流行は起きたのだろう。この点は後で表・新京９　1933-1936年の全満流行状況（「満州国内に於けるペストの流行並びにペストインムノーゲン及ワクチン予防接種の効果」、春日忠善、東京医事新誌、第61年第3041号、1937年7月17日の第1表）

	年号	1933	1934	1935	1936	1935ワクチン		1936インムノーゲンおよびワクチン	
	県　名	患者数（部落数）	患者数（部落数）	患者数（部落数）	患者数（部落数）	流行による予防接種者数	非接種者数	流行前接種者数	非接種者数
農厚汚染地域・十二県	通遼	353(22)	67(5)	9(2)	0	67389	25351	56652	21660
	遼源	不明	32(3)	0	6(1)	12348	9827	52770	35245
	双山	不明	22 (1)	27(3)	0	30778	5872	28472	23812
	開魯	41(1)	65(5)	0	5(1)	6344	3396	9804	11039
	東科中旗		64(5)	0	0	7875	13586	9972	21271
	東科後旗	259(16)	98(12)	14(4)	0	18001	5581	13064	9031
	郭爾羅斯旗	不明	0	36(5)	66(4)	22773	35473	30191	33816
	農安	493(44)	259(25)	20(5)	0			*23550	35405
	扶余	5(1)	124(11)	3(1)	0	12065	44182	*11103	51101
	大賚	不明	39(4)	0	12(1)	9532		*32105	
	長嶺	35(4)	15(3)	30(8)	8(1)	7006	20527	*18850	41606
	乾安	181(不明)	34(5)	36(3)	9(1)	10522	14462	*21506	18213
	合計	*1367(88)	819(79)	175(31)	106(9)	194399	111740	308059	300219
希薄汚染地域	開通	17(1)	0	0	0	2213	8126	30679	18689
	洮南	9(2)	0	0	0	2133	5268	15859	14197
	謙楡	56(3)	0	0	0	3549		1755	5955
	洮安		0	0	0			11058	14460
	安広		0	65(1)	0				
	康平		79 (5)	0	0				
	徳恵		0	0	0				
其他	建平	148(不明)	(不明)	86(6)	15(2)				
	奈曼旗	(不明)	(不明)	26(1)	27(1)				
	総計	*1597(93)	*898(84)	352(39)	148(11)				

＊ 外に不明数あり。
1935年と1936年とにて接種者非接種者合計の異るは予防接種を行へる部落の異る為である。

みる。

農安県の患者発生数を、表・新京9と、いずれも解が紹介している『吉林鼠疫流行史』（一九七三年、表・新京10では吉林と略記する）および陳文階「農安県鼠疫流行的概況」（一九九三年、表・新京10では農安と略記する）のデータとを比較すると、以下の表・新京10のようになる。カッコ内は発生地点数である。ついでに一九四〇年の新京ペストの年の農安県のペスト発生状況も入れておく。

表・新京10でみると、一九三五年および三六年に関してはワクチンの効果をみることはできる。しかし一九四〇および四一年の流行を抑えられなかったのは何故なのだ、ワクチンが効かなかったのか、それとも表・新京9から分かるように、接種率が全人口の半分程度だったことによるのか、という問題が残る。これについては、春日が「一九三三年より一九三五年に至る流行に徴し原発性流行が悉く農牧部落なる事実に鑑み、都会地の予防接種は第二義とし、専ら部落に全力を傾倒し」(35)と書いているところからすると、発生地域が予想を外れた可能性がある。例年ペストの発生が多い農村部で重点的にワクチン接種をしたため、都市部での予防が手薄となっていたことが分かる。高橋の農安についての疫学的論文、2部514号をみる

表・新京10　農安でのペスト発生状況
（『吉林鼠疫流行史』、1973年および陳文階「農安県鼠疫流行的概況」、1993年）

年号	春日	吉林	農安
1933	493(44)	1087(64)	710(62)
1934	259(25)	296(33)	301(35)
1935	20（5）	20（5）	20（5）
1936	0	19（2）	19（2）
1937		9（1）	9（1）
1938		34（4）	34（4）
1939		9（5）	9（4）
1940		551(16)	521(14)
1941		722(12)	716(10)
		1942-45はデータ無し	

と、患者発生地域はまさに農安の中心部分であり、そこはワクチン接種が進んでいなかった地域であり、それが大流行の原因となった可能性はある。

一九二八年の流行に際し、満鉄の医学者と中国の医学者がペスト菌の確認で競争し、満鉄の医学者がどうも苦戦したらしいことをみた。もっと容易で確実な診断、菌の確認方法の開発は防疫体制を素早く作るためにも必須の課題だった。春日のこの面の研究が、ヒトペストの感染にとってネズミが重要な役割を果していることを明らかにした。これは七、八年にわたる現地でのペストの観察を通じて、先に紹介した伍連徳のネズミ媒介説の説得力を認識したことで、先輩の倉内の実験を疑うことになった結果と考えることができる。

各種の感染症の早期診断法として血清沈降反応がある。これは患者あるいは媒介動物から得られた検査材料（死体であれば臓器も含むし、生体であれば血液や痰など）から菌を取り出し培養し、それを特定の細菌の免疫血清と反応させるものだ。反応すれば取り出し培養された細菌は、免疫血清の細菌と同じだと結論される。ペストの場合も「ペスト沈降反応」があることは一九世紀の末から知られていた。問題は、その反応がペスト菌以外では決して起らない、すなわち特異的反応かどうかだった。長年一定の濃度以下ではペスト菌以外の細菌と反応を起すことが知られていた。

春日はペストの免疫血清がpとcの二つの成分からなっていることを突き止め、pは完全に特異的な反応をするのに対して、cは非特異的反応を起すことを明らかにした(36)。すなわちペスト免疫血清の p の部分を分離し、それのみを使用すれば、確実な判断が可能となる。
春日はこの血清をネズミがペスト菌を持っているかどうかの判定に使った。

満蒙に於けるペスト保菌動物とし鼠科の重要視す可きは印度、マダガスカル、日本其の他の地方の検索成績より誰しも考えらるる問題であるが満蒙に於て鼠族よりの菌の分離せる報告がない。此の方面の研究として倉内の報告を見るのであるが、氏は昭和三年の流行地銭家店よりの蒐鼠五〇六四頭中に保菌鼠を検出せず、ハタリス八七四一中の一頭より非粘稠性無毒性ペスト菌と思わるるものを検出して居るに過ぎない。余は……合計十一株のペスト菌を分離することが出来た。本菌は生物学的、免疫学的に明らかなペスト菌である。(37)

失敗の原因を「交通不便なる満蒙に於て実際吾々の取扱う被検鼠は撲殺後早くも二三日多くは一週間以上を経過し、而かも満蒙ペストの夏期型なる事よりし検鼠は腐敗に傾き新鮮なる材料を得る事は困難である」と分析している。そして「材料の新舊に係らず検索可能なる事及び簡便且つ正確なる検査法である事が望ましい」方法として自らの方法を位置付けている(38)。
春日の研究によって、中国東北部の腺ペストも、他の地域のそれと同じように菌がネズミ↓ノミ↓ヒトと渡ることで感染することが明らかとなった。その最初のフィールドでの検証が一九四〇年の新京でのペスト流行だった。

第五章　新京出動

ペスト制圧作戦——七三一部隊の活動の実態

封鎖された新京市

新京ペスト流行制圧をめぐる七三一部隊の活動を具体的にみるために、表・新京6（新京防疫体制）の文書を日を追ってみていく。表・新京6の2「防疫会報」はその一部を既にみたが、関東軍および七三一部隊による具体的防疫体制を知るにはうってつけの文書だ。またこの後ほぼ毎日出される「防疫隊会報」の形式や内容を知る上で有効なので、その主要部分を以下に引用する。会義に加わっていたのは、一からは関東軍の参謀長が参加していることが分かる。さらに三から石井四郎が、そして四、五、七、八から満州国、市の衛生研究所長、警察、そして市当局が状況報告をしていて、それら機関が各自ペスト対策の任務を分担していたことが分かる。内容的なことに関して言えば、二の「活動写真」はそのタイトルからして武藤が見せられた映画と同じものだろう。また五と八は市をあげての大掃除に関してのことだろう。全市の大掃除は、ペストを媒介するネズミおよびノミを駆除することが主目的だ。

関東軍臨時ペスト防疫隊会報　十月十六日　於国防会館
一．参謀長を通じ軍司令官より隊長自重せよとの御言葉あり
二．活動写真「ペスト」の脅威供覧
三．隊長状況報告
1　現況
2　対策
3　新聞ニュース参謀長検閲
四．全満「ペスト」に就て家原閣下
1　前郭旗に一名行倒れありたる
2　農安　山東屯に患者発生しあるも尚不明
五．市衛生研究所　村川所長
1　清掃のため自動車五〇台を以て五〇名にて附属地は明日にて実施すみなるも人夫の獲得に就て軍の援助を願度。約二五〇名五日間お願いし度
六．隊長追加

予防接種実施全市のものを総合し度。市衛生所、三六万渡しあるも実施後の状況調査し報告す。満鉄十月十日現在二〇、〇〇〇実施ずみ

七．警察

1　三角地帯住民逃亡の虞あるを調査するに

隔離前に於て

生体に於て　一、二〇二人

健康隔離　一九六人

残員　六二二人

隔離開始直前に於ける住民（十三日現在）

2　漢法医[ママ]

伝染病の知識なく患者の依頼により伝染病患者を匿すものあり

3　派出所巡査を派出所に皈住せしめ住居を調査す

4　棺屋を調査す

5　交通遮断区域内に阿片吸引所あり＊＊＊行倒れも多くある筈

6　流言蜚語

（イ）家族を内地に還すと言う者あり

（ロ）満人間＊＊＊は防疫知識の欠如により注射強くして病気重くなると誤るものあり

（ハ）宿屋、飲食店は約平常の三分の一となれり
（ニ）バスの切符の売方五分の一となれり
7　火災予防に注意しあるも尚市民に対し特に報道班にて注意あり度
八．市関屋副市長より追加　大掃除マスク調査を外面的より援助＊＊＊

［以下省略］

六および七の6の（ロ）から日本の防疫陣がワクチン接種を重視していたことが分かる。ワクチン接種はそれまでの春日などの研究で、陰性期がないこと、接種後すぐに免疫効果を発揮することが分かっていた。市には三六万渡した、満鉄は二万に実施済みとあるが、日本のペストワクチン生産は満鉄の大連衛生研究所、一九三八年以降七三一部隊大連支部、において行われていたが、敗戦時の生産能力は年間二百万人分に達していた(1)。また一九四〇年秋には、夏前から中国中部（寧波その他）へのペスト菌攻撃を準備しており(2)、そのためのワクチン生産も行っていたはずだ。

七の1から隔離策の実施が簡単ではなかったことと、住民の抵抗に遭ったことがわかる。

また七の6の（ハ）と（ニ）からペストのために街がひっそりとし、経済活動にも影響が出ていたであろうことがうかがわれる。もし新京でのペスト発生が、外国による生物兵器攻撃であったとしたら、こうした影響だけで十分に目的を達成したことになるだろう。生物兵器攻撃の成功例は、そうと気付かれないそれだとすれば、病気の大流行を引き起こすこともひとつの方法だろうが、大都会に小

規模な流行を起し、経済活動を止めるというのは、有望な戦術となるだろう。石井はそのことに気付いただろうか。

新京での石井たちの活動の全体を知るには表・新京6の6「満鉄関係者に対し部隊長講話」、が有効だ。一八日というのは時期的には流行が峠を越えた後である。この後に発病するのは三人である（患者総数は二八人）。しかし満鉄関係者は三時間半の講話に良く耐えたものだ。この日になって、ソ連が一四日以降、新京から入ソする荷物を留め置きする措置をとっていることが明らかとなった。

十月十八日自二〇時三〇分至二四時　於新京満鉄支社

一．新京流行「ペスト」の活動写真供覧

二．顕微鏡下の驚異

三．西伯利亜［シベリア］の「ペスト」

四．講話

1　新京「ペスト」の原因

2　「ペスト」予防の方法、四つ

3　「ペスト」恐るゝに足らず、侮るべからず

4　「ペスト」全満流行罹患者昨日現在にて一、八〇〇名内外

5　防疫の原則

新京「ペスト」菌検索に就て其の成績
七．荒井中尉講話
「クロルピクリン」、硫黄、青酸加里の効果に就て
八．園田少佐講話
新京ペスト患者の死体解剖に就て
32例中16例中　（＋）
実物に就て説明
九．隊長結語

この中で目を引くのは三点である。

一点は四の9の「環境と細菌と体質」である。これは六章の引用文献1の述懐に通じることであり、細菌の兵器化に疫学が必要な理由でもある。次は七の荒井中尉講話で、一般向けに化学兵器（毒ガス）を使用することを明らかにしていることだ。日時不明の、しかし一〇月中であることはその他の記述から確認できる。「関東軍臨時「ペスト」防疫隊」の「対策」には、「六．捕鼠の処置に就き左の諸法を試みんとす……（4）サイロームを以てする殺鼠　之が為兵器本部に交渉忠海製造所より一噸を購入する処置を進……」(3)という記述が出てくる。サイロームというのは、ドイツのチクロンを真似て作った、青酸ガスを利用した殺虫剤だ。日本陸軍の毒ガス工場だった忠海製造所が、軍需品の民間

利用ということで製造販売していた。チクロンはアウシュビッツなどで大量虐殺のために使用されたことで知られているが、サイロームはそうした使用がなされた記録はないが、同じ毒力を持っており、使用するには防毒マスクが必要となる。

もう一点は、八の「32例中16例中（＋）」という記述だ。これはペストの疑いのある死者三二人を解剖したら、半分の一六人がペストだった、ということだ。半分は解剖したが見込み違いだった。本書一二三頁の七の5に「交通遮断区域内に阿片吸引所あり＊＊＊行倒れも多くある筈」という記述があった。解剖の記述とこの記述から見えてくるのは、流行を拡大させないために、ペスト患者を掘り起こし、行き倒れの人などについて積極的にペストであるかどうかの診断を進めていたようだということだ。また死体で発見された場合には解剖を行ってペストだったのかどうかを調べたものだろう。そうした行き倒れの一人が、表・新京4の二四番目の患者、「露月町行路病者」王〇東（男性、三六歳）だろう。彼は一〇月一二日に発見され、入院し、一一月二日に治癒している。高橋のリストには患者二八人（うち二六人死亡）の名前が出てくるが、行き倒れは王ひとりだ。後は全員新京市内に住居を持っていた人たちだ。

ネズミ作戦——捕獲と絶滅

新京でのネズミ作戦は生きたまま捕らえる捕獲と、地域のネズミを駆除するといった二面作戦だった。早急な感染阻止対策としてはむしろ全面的な駆逐作業をするべきだという観点もあるだろうが、捕獲と駆除にはそれぞれ目的があった。順番としては、捕獲し、各ネズミについているノミを集め、ネズミ一頭当り何匹と勘定し、さらにそれらネズミとノミについてペスト菌の検索を行い、ペスト汚染の広がりを確認するのが第一段階。

第二段階で、汚染地区のネズミを徹底的に駆除することになる。この際、毒ガスの使用なども行われ、ネズミとノミとそれらの体内にあるペスト菌の絶滅が図られる。毒ガスを使用する場合、住民はネズミ駆除地域から、毒ガスの影響のない地域への一時的避難が必要となる。しかし実際には新京のような大都会では下水（排水路）などを伝ってネズミは市内を縦横に走りまわるので、マンホールの位置を確認し、逃げ道をふさいだ上で駆除作業をすることになる。

新京での七三一部隊のネズミ作戦は上記のように第一段階と第二段階とに分けることは、ペスト流行地域を絞り、ネズミ駆除作業地域の限定という一応の役割はあった。

しかし、本当の目的は腺ペストにおけるネズミの関与を、すでに農安でのペスト流行で一応確認しているが、それを新京で再度、倉内説（一九三〇年）が正しいのかそれとも春日説（一九三七年）かを見極めることだったのではないか、と思える。それともうひとつ、春日説が正しいとした場合、地区別にネズミの菌の保有状態を調べることで、感染がどこから始まったのか見当がつくかもしれない。それは日を追って汚染ネズミの分布を調べて行き、ある程度広がった段階で、逆にトレースすることで可能となるだろう。

こんなことは患者には何の意味もないが、ペスト菌を生物兵器として考えている人にとっては、ある一地点をどの程度汚染すると、どのような速さで、どのくらいの地域を汚染することが可能かを知ることは重要だ。これは「疫学」の悪用だが、新京の七三一部隊のネズミ作戦の隠れた意味のひとつがこれだろう。他方もう一方で、東京がペスト菌攻撃を受けた場合どうなるかを予測するためのデータを得ることも、新京のペスト流行の観察の目的だっただろう。

この頃、腺ペスト感染におけるネズミの役割の評価で相互に別の見解を出していた倉内も春日もともに、所属する大連衛生研究所が七三一部隊に移管されたために、同部隊員になっていた。

新京市内で各家庭に命じてのネズミ捕獲作業は一〇月六日から本格化したが、それから二週間後、一九日の「関東軍臨時ペスト防疫隊」の「対策（要望事項）」（表・新京6の7）の最初の項目の記述は「捕鼠作業の強化、同地区の拡大に伴い病原検索班の業務は益々繁忙を加うるに付成績整理の都合上捕鼠地区、捕鼠数を明記したる送状を附し速に届出でられ度」となっている。こうした措置はどの地域のネズミがペスト菌を持っているかどうかを確認する作業能率の向上に寄与するだろう。これはペスト汚染の広がりを知る、あるいは患者発生前に発生を予想する上で必須のデータとなる。発生が予想されれば、その地域のネズミ駆除を促進するとともに、住民にはペストワクチンを接種することになる。

一〇月一一日から警戒区域が広がったことが図・新京1の左上方の記述から分かる。これは表・新京4の患者⑱（黄〇氏、Ⅲ地域）および⑲（陳〇玉、四角地域）が出現したためだ。

一〇月六日から一一月三日までの間に三角地域を中心とした新京市内で捕獲したネズミの数は九二四八〇頭に達した。そのうちの五二四五頭についてその種類を調べている。その結果が表・新京11で、それによれば実際にネズミが集まり始まるのは八日だ（表・新京12参照）。

この表でドブネズミが多い理由について高橋は「家屋内にて捕獲したものが大部分であり、且菌検索及蚤検査の必要上」(4)こうなった、としている。新京市内の一般的なネズミの分布を示すのは表・新京13である。表・新京11のマンシュウハツカネズミと表・新京13のアジアハツカネズミとは同一のものである。これとドブネズミとが人家に入り込むネズミであり、その他のものは野外に生息し、その数も少ない。

ペスト菌を持ったネズミの比率（陽性率）および数を示すのが表・新京14と表・新京15だが、流行時と末期とでは差が一桁あることが分かる。もっとも表・新京15は通常の値であるバックグラウンドを表しているかもしれない。さらに表・新京16と表・新京12とから、流行地区とそうでない地区とでもネズミの陽性率に差があることが分かる。患者が多発した三角地域および四角地域は他の、特に非汚染地区と比較すると二桁近く差があることがみて取れる。また表・新京12から、非汚染地区でのネズミ捕獲が、汚染地区と比べ好成績を上げていて、より多く捕獲しているが、これは汚染地区では家屋が焼却されたり、住民は病院に隔離されたりしていたためだ。そのため、これら陽性率やペスト発生可能性の見込みについては、統計的にはあまり意味はないだろう。せいぜい一定の目安、といった

第Ⅳ地域		その他地域		合　計	
検数	陽数	検数	陽数	検数	陽数
				35	4
				35	
		6		81	10
		8		63	3
3		1		45	4
				84	4
		2		45	5
				52	
		6		82	2
		1		103	5
		6		126	4
		8		137	
		34		130	
1		42		163	3
8		120	1	301	2
18		68		214	1
53		130		427	1
3		166		325	
		137		245	
59		165		437	1
43	1	87		251	1
190		196	1	864	1
301		170		927	1
104		397	1	1333	1
241	1	527		1828	2
312		239	1	1028	2
85		1166	2	2487	2
29	1	909	2	1683	4

表・新京11　新京市内で捕獲したネズミの種類（高橋論文(2部515号)の第6表）

ネズミの種類	個体数
ドブネズミ	5,154
マンシュウハツカネズミ	57
マンシュウセスジネズミ	8
セスジキヌゲネズミ	10
ヨシネズミ	15
カヤネズミ	1
計	5,245

程度に考えておくべきだろう。

しかしそれでも高橋は次のように指摘している。これが高橋の研究の本当の目的ではなかったのだろうか。

一……有菌鼠の地域別に観察すれば第11表［表・新京16］に示す如くにして三角地域に於て其の検出率最も高く、次に四角地域、第Ⅰ地域、第Ⅲ地域の順序にして概ね各地域の患者発生数に併行せる関係にあることを認めた。尚ペスト患者発生をみなか

表・新京12　地域別日別の有菌ネズミ検出成績（同前、第12表）

地域	三角地域		四角地域		第Ⅰ地域		第Ⅱ地域		第Ⅲ地域	
月日	検数	陽数	検数	陽数	検数	陽数	検数	陽数	検数	陽数
10.5										
6										
7										
8	16	4	3		16					
9			8		25				2	
10	19	6	9		46	4			1	
11	18		14		10	3			13	
12	8	1	5		22	2			6	1
13	12	3	14		58	1				
14	5		11	4	27	1				
15					52					
16	7		27		37	2			5	
17	9		41	4	51	1			1	
18	10	1	45	3	60				5	
19	9		30		75				15	
20	5		30		59				2	
21	3		11		46	1	53	2	7	
22	6		37		88	1	27		15	
23	1		26		58	1	41		2	
24			5		93		128	1	18	
25	1		12		30		104		9	
26	1		2		79		20		6	
27			20		109		74	1	10	
28	3		3		16		96		3	
29	4		19		131		324			
30			17		139		500	1	2	
31	16		12		213		570		21	
11.1			22	1	135		900		3	
2			5		61	1	407		4	
3			5		185		1021		25	
4			9	1	176		510		50	
5										
6										
7										

った地域に於ては有菌鼠の検出率は極めて低くあった。この成績より人ペストの発生するためには有菌鼠の率が或程度以上（此の場合には約0.5であった）に昇ることの必要であることが判る。(5)

六〇年以上前の文章でありいろいろ違和感はあるが、それでも「人ペストの発生するためには」というのは異様な感じを受ける。つまり、人為的にペストの流行を引き起こすには、その地域のペスト菌

表・新京13　新京で捕獲したネズミの種類、1940年11月4日-1941年1月25日（同前、第7表）

ネズミの種類	個体数
アジアハツカネズミ	32,557
ドブネズミ	15,531
セスジネズミ	4,995
セスジキヌゲネズミ	2,851
コシハタネズミ	1,255
タイリクカヤネズミ	54
キヌゲネズミ	1
計	57,244

表・新京14　ネズミ族の菌検索成績、1940年10月5日-11月6日（同前、第9表）

ネズミの種類	個体数	陽性数	陽性率
ドブネズミ	13,644	63	0.46
マンシュウハツカネズミ	57	0	0
マンシュウセスジネズミ	8	0	0
セスジキヌゲネズミ	10	0	0
ヨシネズミ	15	0	0
カヤネズミ	1	0	0
計	13,735	63	0.45

表・新京15　ネズミ族の菌検索成績、1940年11月4日-1941年2月3日（同前、第10表）

ネズミの種類	個体数	陽性数	陽性率
ドブネズミ	15,531	5	0.03
アジアハツカネズミ	32,557	0	0
セスジネズミ	4,995	0	0
セスジキヌゲネズミ	2,851	0	0
ヨシネズミ	1,255	0	0
カヤネズミ	54	0	0
キヌゲネズミ	1	0	0
計	57,244	5	0.009

表・新京16　地域別有菌ネズミ検出成績（同前、第11表）

地区　　有菌鼠	個体数	陽性数	陽性率
三角地域	153	15	9.8
四角地域	442	13	3.0
第Ⅰ地域	2,097	18	0.9
第Ⅱ地域	4,775	5	0.1
第Ⅲ地域	225	1	0.4
第Ⅳ地域	1,450	3	0.2
その他	4,491	8	0.2

を保有するネズミの割合を〇・五％以上にする必要がある、という意味に取ることができる。そう意地悪くみなければ、有菌ネズミ率が〇・五％となったら、それは防疫作業開始のサインである、ということになるだろう。

高橋は表・新京17と表・新京12とから次のように指摘している。この指摘は、倉内および春日、二人の説のうちの、ペスト菌のネズミ→ノミ→ヒトという移動を確認したことを意味している。

……三角地域に於ては流行の当初有菌鼠多く且患者の発生も多いが、流行の末期有菌鼠の検出せられざるに至るとともに患者の発生も終息するに至ることを認めることが出来た。四角地域及第Ⅰ地域に於ては三角地域よりも遅れて有菌鼠が検出せられ、其に引続いて患者の発生するのを認めることが出来た。

有菌鼠の検索が全市に亙って一様に開始されなかったために病毒伝播の状況は明かでないが第12表［表・新京12］及第5表［表・新京17］の検査成績より考える時はペストの病毒は先ず三角地域の鼠族間に浸潤し、其より隣接地区たる四角地域及第Ⅰ地域に拡がったものと考えることが出来る。（6）

表・新京18は表・新京12～17をもとに作成したものだ。患者を発生日と死亡日に分けてみているのは、

表・新京17　地域別日別の患者発生状況（同前、第5表）

月日	三角地域	四角地域	第Ⅰ地域	第Ⅱ地域	第Ⅲ地域	第Ⅳ地域	その他	計
9.23	●●							●●
24								
25	●●							●●
26	●							●
27	●							●
28	●							●
29	●●							●●
30	●●●							●●●
10.1		●						●
2	●●							●●
3								
4								
5	●●							●●
6	●							●
7								
8								
9	●							●
10	●							●
11	●				●			●●
12								
13		●						
14								
15								
16								
17			●					●
18								
19								
20								
21								
22			●					●
23								
24								
25								
26								
27								
28								
29								
30								
11.8			●					●
13		●						●

発生日が必ずしも各患者が発症、すなわち発病した日とは限らないためだ。人によっては発病後数日して発見され、その直後に死亡ということもあるし、死体で発見された事例もある。

三角地域でのペスト菌を持ったネズミ（陽性ネズミ）の検出は一〇月一三日までは連日あったが、その後四日間はなく、一八日の一匹が最後だった。

Ⅱ、Ⅳ、その他の地域で次第に陽性ネズミがわずかだが見出されていることは、三角地域から広がっていったことを示しているだろう。

ペスト指数――ネズミ→ノミ→ヒトの確認

上記のひろがり方はこのときの新京でのペストは腺ペストで、ネズミ→ノミ→ヒトという経路でペスト菌が移っていくものであることからすれば当然の結果であり、また患者が腺ペストのみであったことも説明がつく。ただしこれは現在のペスト理解から言えることだ。既にみたが当時は必ずしもそうではなかった。当時、日本の研究者の間では二通りの見解があった。

高橋は、彼らが現地到着前に行われていた農安のペスト流行の疫学的観察を概観した論文中で、倉内および春日のペストの感染経路についての考え方を紹介し、次のように結論している。このときに七三一部隊はペストの感染について現代に通じる理解に到達した、と判断できる。そしてその理解を新京での自前の調査で確認した。

第Ⅱ地域	第Ⅳ地域	その他	合計		
ネズミ(陽性)	ネズミ(陽性)	ネズミ(陽性)数	発生患者数	死者数	ネズミ(陽性)
				1	35(4)
			1		35
		6	1	1	81(10)
		8	2	3	63(3)
	3	1			45(4)
			1	2	84(4)
		2			45(5)
					52
		6			82(2)
		1	1	1	103(5)
		6			126(4)
		8			137
		34		1	130
53(2)	1	42			163(3)
27	8	120(1)	1	3	301(2)
41	18	68			214(4)
128(1)	53	130			427(1)
104	3	166			325
20		137			245
74(1)	59	165			437(1)
96	43(1)	87			251(1)
324	190	196(1)			864(1)
500(1)	301	170			1129(1)
570	104	397(1)			1333(1)
900	241(1)	527			1828(2)
407	312	239(1)			1028(2)
1021	85	1162(2)			2487(2)
510	29(1)	909(2)			1683(4)
4775(5)	1450(3)	4591(8)			13733(63)

今次流行に於て余等は流行の末期ではあったが有菌鼠……を検出し、又鼠体にはケオピス鼠蚤及アニズス鼠蚤が多数附着しているのを認めた。而して流行の状態を環境衛生学的に検査した成績によっても患者の発生が鼠族及昆虫と密接な関係を有することを推論することが出来た。従って是等の成績より考えれば満州のペスト常在地域に於ては人ペストの直接の伝染源となるものはドブネズミ間の流行にして、其を媒介するのはケオピス鼠蚤が主であり、アニズス鼠蚤も亦相当な役割をしているものであると考えるのが妥当であろう。(7)

表・新京18　地域別日別の有菌ネズミ検出成績（同前、第12表）

ネズミ捕獲が始まったのは10月8日である。それまでに14人が死亡している。8日死亡の＃17は6日に発病している。10日死亡の＃15は9月30日発病である。11日死亡の＃18および＃19は死亡時にペストと判明した患者である。各患者番号は表・新京４の番号である。＃1は患者1がその日に発病したことを示し、＃1*は患者1がその日に死亡したことを示している。

地域	三角地域		四角地域		第Ⅰ地域		第Ⅲ地域	
月日	患者（死者）発生数	ネズミ（陽性）	患者（死者）発生数	ネズミ（陽性）	患者（死者）発生数	ネズミ（陽性）	患者（死者）発生数	ネズミ（陽性）
10.8	0（1,#17*）	16(4)		3		16		
9	1,#20			8		25		2
10	1,#21（1,#15*）	19(6)		9		46(4)		1
11	1,#23（1,#20*）	18	1(1,#19*) 発生死亡	14		10(3)	1(1,#18*) 発生死亡	13
12		8(1)		5		22(2)		6(1)
13	0(1,#21*)	12(3)	1(1,#22*) 発生死亡	14		58(1)		
14		5		11(4)		27(1)		2
15						52		
16		7		27		37(2)		5
17	0(1,#23*)	9	発生死亡	41(4)	1,#25	51(1)		1
18		10(1)		45(3)	#26?	60		5
19		9		30		75		15
20	0（1,#23*）	5		30		59		2
21		3		11		46(1)		7
22	0(1,#16*)	6		37	1(2,#25*,#26*)	88(1)		15
23		1		26		58(1)		2
24				5		93		18
25		1		12		30		9
26		1		2		79		6
27				20		109		10
28		3		3		16		3
29		4		19		131		
30				17		139		2
31		16		12		213		21
11.1				22(1)		135		3
2				5		61(1)		4
3				5		185		25
4				9(1)		176		50
合計		153(15)		442(13)		2097(18)		225(1)

18日の患者26の？は、この患者は死亡して発見されたため、死亡時より逆算して発病日を推定していることを意味している。このあと患者27と28が発生し、死亡する。

七三一部隊はここで腺ペストにおけるネズミとノミの役割をはっきりと実証的につかむことができた。そしてその地域の有菌ネズミ率が〇・五％を超すと、ペスト流行は起り得ることも分かった。有菌ネズミ率はペスト発生指標としてのネズミ指数と呼べるだろう。これは防疫にもまた生物兵器攻撃にも便利な指標となるだろうが、ネズミがペスト菌に汚染されているかどうかの判定は専門的技量を必要とする。もっと簡単な指標はないか。素人でも判断できる基準はないか。それを求めていたのだろう。七三一部隊ではノミ指数とでも言うべき指標を導入していた。

部隊の昆虫研究者、田中淳雄は敗戦後の米軍の調査に次のように答えている。ケオプスというのはケオピスネズミノミのことで、ペスト菌を媒介するノミである。またPというのはペストの意味だ。

ケオプスP常在地域に特に多く、国境付近には全く見られぬ。

P常在地域内の町村の「ケオプス指数」は大体一・〇以上なり（例えば白城子一・五、通遼三・〇、鄭家屯三・二、農安二・五、新京一・九等）(8)

指数一・〇は平均して一頭のネズミにケオピスネズミノミが一匹寄生していることを意味している。通遼だとネズミ一頭にケオピスネズミノミが三匹寄生していることになる。そして経験的にはケオプス指数（ノミ指数）が二・七を超すとペスト流行の可能性が出てくるという。

新京の流行では、表・新京6の文書9に「捕蚤数　三〇五……種類、蚤指数　一四・一」という記録が出てくる。

ノミ、あるいはもう少し限定してケオピスネズミノミとしても、その特徴を覚えれば、医学の素養がなくとも、あるいは昆虫学の知識がなくても、ネズミに寄生するそれらを数えることは可能となる。そうすれば誰でも、ノミに刺されないように注意すれば比較的安全に、ペスト発生の指標を調べることができる。

疫学調査の終了――毒ガスの使用へ

三角地域で捕獲されたネズミからのペスト菌の検出は一八日の一頭が最後だった。四角地域でも一八日の三頭からしばらくなく、一一月になって一日と四日に各一頭だった。患者の発生もそれなりに落ち着いてきた二二日、いよいよ新京のネズミ絶滅作戦が始動した（表・新京6の11）。この段階でこうした措置が必要だったかどうかは分からない。むしろ、東京などでペストが大流行した場合を想定してあえて毒ガスを使った絶滅作戦を立案したものと思われる。

ハードとソフト、両面で準備が必要だった。

表・新京6の11はネズミ絶滅作戦が、動物学者の視察から始まったことを示している。

関東軍臨時ペスト防疫隊　　十月二十二日

対策

一．森教授の三角地帯視察＊＊＊＊＊＊木地区は鼠の繁殖に好適＊＊＊＊＊へあり又マンホールより各＊＊＊＊＊孔道多数に通じ鼠の交通自……床下は共通しあり（フランスアパート）斯くては捕鼠器等を以てする駆除は容易なる業にあらず……

……

四．三角地帯鼠退治法としてクロルピクリンの瓦斯攻撃を実＊＊＊＊んとす（二十二日頃）博物＊＊＊捕獲せし鼠と蚤とを同＊＊＊鼠臓器内のペスト菌を殺＊＊＊＊著意の下に青酸加里を試用＊＊＊心なり今日試験中

さらにハード面の配慮として、表・新京6の13によれば「隔離地区内マンホールに棲＊＊＊鼠の瓦斯攻撃を実施せんとす＊＊つて同地区内マンホールの位置を調査し各町内別に図示し速に提出せしめられ度」といったことを事前に手配していることが分かる。これを受けて表・新京6の20をみると、「小林少佐瓦斯燻蒸法説明。マンホールの瓦斯消毒につき工務処長よりマンホール構造の説明あり」と準備が進んでいることがうかがわれる。

他方ソフト面の準備としては、もしガス攻撃を実行する場合には、その地域から人を遠ざける必要がある。そのためには石井が武藤を口説いた「広報」が重要になる。ガス攻撃とは違うが、石井たちは表・新京6の20の「捕鼠の件……本日飲食店、料理店、穀物屋を呼び、有菌鼠発生地区の捕鼠は特

別標識（赤札）を附するに付菌検索は他地区より先に実施する如くせられ度」からすれば、一定の配慮をしていたと思われる。

ネズミ根絶作戦は実際には敢行されなかったようだ。下水は広く市内をカバーしており、ネズミ退治の地域を限定するためにマンホールを利用してネズミの通行を止めることが容易ではなかったのだろう。となると広い範囲にわたり住民を一時避難させ、さらに毒ガス使用の後も丸一日程度帰宅させない、ということは現実的ではない、ということになったのだろう。それを敢えて実行すれば、中国人の反感を買うだけだっただろう。

石井にとってこの挫折は、五〇万人を超える大都市がペスト攻撃されると打つ手がない、東京や大阪が攻撃されたら、という悪夢をもたらしただろう。

疫学的観察

ここでみる高橋の疫学の目的は、新京でのペスト流行がどこから始まったかを、何が原因かを、特定することだ。これは流行の拡大を防ぐ、患者を救うという防疫のためには当座は必要ではない。しかしもしペスト菌を使った攻撃の可能性を考えている場合は、重要な知見となる。

これまでにみてきた高橋正彦の「昭和15年農安及新京に発生せるペスト流行に就て、第1編　流行の疫学的観察（其の2）新京の流行に就て」の第3章「感染経路に関する考察」は2節からなっており、1節が「病毒搬入経路に関する考察」で、2節が「病毒伝播経路に関する考察」だ。

新京についての伝播経路についての考察を整理すると以下のようになる(9)。

第1節の結論は「病毒の搬入について種々調査したが明かにできなかった」である。結論に至るまでに考察を加えたのは五点で、①伝染源、②発生地域、③搬入（侵入）時期、④搬入経路、⑤農安からの搬入経路、である。

①伝染源、については、以下の1～4の調査や観察を踏まえ、感染の形態は「ネズミペストが先行し、引き続いて人ペストの流行となった」と推論している。

1　初発患者と目される王合および太田安次の発病前の一〇日間の行動調査
2　新京市での鼠の消長についての観察
3　有菌ネズミおよびノミの数
4　腺ペストである（これはヒトからヒトではなく、ネズミが重要な媒介動物）

1について高橋は二人が、ペスト菌を取り扱ったこと、農安の流行地域への出入、それにペスト菌研究者など病原体に接近した人との接触の有無、を詳細に調査した。患者の家族ら密接な関係を持つ人についても調査した。その結論は次の通りだ。

発病前10日間の行動を調査し、特に初発患者と目せらるる王合及太田〇次に就て……詳細に調査し……患者は孰れも各家庭に於て感染機会を意識することなく罹患発病したものであって病毒を直接患者より受けたものでもなく、或は不良分子によって直接謀略的行為を受けたものでもなかった。斯くの如く不知不識の間に家庭に於て罹患し、腺ペストを発症し、而も其の死体に就て多数の蚤の刺螫跡を認めたことは蚤によって病毒を受けたものであることを示すもの……尚各患者の発生状況をみるに相互には交通関係なく而も発病月日を同じくしていることは鼠ペストの流行が先行していて、其より蚤を介して人ペストの流行が発生したことを暗示するものと云うことが出来る。

高橋は「発病月日を同じく」としているが、王合と太田安次の発病は同一の九月二三日だが、田島忠子は二五日発病だ。さらに王合は二五日に死亡しており、ペスト流行が察知されるのは三〇日である。彼の蚤の刺螫跡は、誰からの聞き取りなのだろう。その記憶は信頼できるのかどうか。さらに当時の新京市民には蚤の刺螫跡は特異なことだったのだろうか、という疑問が残る。そして王の場合、その家族に「ノミに刺された痕があっただろう」と日本側の医師が聞けば、「はい」と答えてしまうのではあるまいか。聞き取りの方法次第で答えを誘導してしまうことはよくあることだ。

王合については、「ペスト指定地たる農安県万宝山の親戚に最近まで寄寓していた」という指摘がある(10)。これは彼が農安からペストを持ち込んだということを印象付けようとする記事だ。しかし高橋は、この説は採用していない。万宝山は農安ではあるが、この年ペストが流行した市街地からは約一五キロ離れている。

2については、「患者発生前に於ける患者発生地域(三角地域)及其の附近の鼷鼠の状況を調査せるに第30表の如き成績にして三角地域に於ては鼷鼠の多かったことは確実であるから此の事よりも……」ペストがネズミからヒトに広がったことは確実としている。しかし本当にネズミの死体が多かったのかどうかは、通常時の数が示されておらず、にわかには判断できない。なお、引用文中の第30表は表・新京19である。

3については、表・新京20および表・新京21にあるように、ネズミやそれに付着したノミからペスト菌を検索した。そして以下の結論を導き出している。

流行発生後患者発生地域にて……多数の有菌鼠を検出し、又其に附着した蚤(X. cheopis 及 C. anisus)より菌を検出したこと及其の検出率が概ね患者発生率に併行せる関係にあったことは人ペストが鼠ペストに由来することを物語る有力な事実である

ペスト発生後のネズミやノミ、それに附着するペスト菌の実情は上記の通りだが、それ以前はどうだ

表・新京19　人ペスト発生前の三角地域内における斃鼠の調査成績（同前、第30表）

発見月日	発見場所	斃鼠数	発見者
9.17	東三條通（犬猫病院附近）森義雄宅の裏	4	森　義　雄
20	同　上　脇坂アパート５号宅内	1	高松チトセ
20	同　上　台所	1	同　上
20	同　上（犬猫病院附近）湊晴夫宅ノ門附近	1	湊　晴　夫
22	室町４丁目　東京庵（そば屋）倉庫中	2	土屋　ヨシ
22	同上家ノ前ノ道路上ニテヒョロヒョロセル鼠ヲ発見	1	同　上
22	室町４丁目（大成館裏）飯田宅玄関外	1	飯田ハルエ
22	同　上　玄関内	2	同　上
9.17～22	計	13	

ったのか。疫学を意味あるものとするには、病気発生・流行以前の自然界・その環境の状態を知る必要があり、それとの比較で多い・少ないが言えるのだ。

4については以下が全文だが、腺ペストだからその感染は、ネズミからノミへそしてヒト、と言っているだけだ。

　今次の流行が腺ペストの流行であったことも鼠ペストに由来せる人ペストの流行であることを示すものである

②発生地域、については三角地域と断定しているが、その根拠は1、表・新京19、死んでいたネズミの数。2、患者発生およびその波及状況（三角地域→他地域）。3、ネズミ附着ノミの種類およびノミ数の波及状況（表・新京20および表・新京21）。4、旧市街は他と比して衛生面で劣っている、ということだった。

表・新京20の実験は、家屋内に動物を放置し、どの程度の数のノミが付くかをみるものだ。「三角地域（患者発生家屋）」

表・新京20　患者発生家屋および一般民家の屋内遊離ノミの種類（高橋論文(2部515号)の第31表）

試験月日	試験実施場所	放置動物		吸着蚤数			
		海猽	白鼠	Xeno. cheopis	Cera. anisus	Pulex. irritans	計
10. 2～10.12	三角地域（患者発生家屋）	28	6	25	1	0	26
10. 7～10.14	三角地域	108	34	2	0	0	2
10.14～10.15	有菌鼠発見家屋内	27	36	0	0	0	0
10. 2～10.10	異常ナキ一般ノ家屋内	29	2	1	0	1	2
	計	192	78	28	1	1	30

表・新京21　塵埃内の遊離ノミの種類（同前、第32表）

検査月日	検査場所	検査材料	検査成績		
			Xeno. cheopis	Cera. anisus	計
10. 8	三角地域	家屋内外ノ塵埃	0	0	0
10. 9	三角地域	衣類（メリヤスズボン）	6	10	16
10.13	新京市内	大掃除時ノ塵埃	3	2	5
10.21	列車中	塵埃	0	0	0

とそれ以外、特に「有菌鼠発見家屋内」の数値とを比べると、ノミがいるかいないかがペスト感染の有無を分けていることが分かる。ただし、後者の家屋に動物を放置したのはわずか二日間だけである。他は一週間から一〇日間程度試験を続けている。「患者発生家屋」では動物一頭当りのノミの数（ノミ指数）は〇・七六匹（26/34）であるのに対して、「三角地域」では〇・〇一匹、「有菌鼠発見家屋内」では〇匹、「異常なき一般の家屋内」では〇・〇六匹となっている。

なお、「三角地域」での試験は一〇月七日から一四日まで試験実施となっており、少なくとも同地域の焼払いは一四日以降であったことが分かる。

では三角地域のどこに侵入したのかであるが、それについては初発患者の一人が田島犬猫病院で、その後同家で患者が続発したこと、同家で捕獲したネズミおよび「附着昆虫の菌検出率の高かったこと」さらに「同家は人の出入多く、又家畜の出入の多かったこと、特に農安方面より診療の為に牛馬の出入するもののあったこと」をもとに、同病院に侵入し、そこから流行が拡大と推論。ただし、三角地域の他の場所に侵入しそれが病院を汚染した可能性は完全には排除してはいない。

どの程度の量のペスト菌が侵入したのかについては、流行が三角地域の人口、一二〇〇人以上(11)と比べると限定的で、そう多くはなかったのではないか、と想像できる。しかしもしそうだとすると、石井たちにとっては、限定的に侵入したペスト菌でも状況次第では大都市で他の地域にも広がっていく事実を知ったことが、新京でのペスト流行に遭遇した収穫だっただろう。

③搬入（侵入）時期、については八月下旬としている。その根拠は、これまでの①と②の推論が正しいとして、人でのペスト発生が九月二三日であり、それから逆算するとネズミの間でのペスト流行は、二週間前の九月一〇日頃から始まったことになる。それからさらに逆算すると、ネズミが最初にペストに曝されたのは、つまり三角地域にペスト菌が侵入したのは、その二ないし三週間前の八月下旬、ということになる。しかし、どのような形態で侵入したのかは不明だ。

④搬入経路、で高橋はペストの流行について「時局柄謀略的行為を否定することは出来ないので次の諸点に就て調査し、以て謀略を肯定し得る資料を獲得せんと努めたけれども、其を肯定し得る成績

は得られなかった」と、人為的な謀略によるものではない、と結論している。

高橋による調査の概要は以下の通りだ。ポイントは浜松の場合と一緒だ。

1　流行発生の直前に於ける新京来往の外人に関する調査
2　新京市内に居住する要注意者の動向調査
3　容疑者の検問
4　容疑物件の蒐集
5　新京市内のペスト菌を取扱っている研究機関関係者の状況調査
6　新京市内の細菌用具の販売者に就て其の販売状況および購入者を調査
7　田島犬猫病院と外人との関係調査
8　田島犬猫病院に於ける受診家畜の状況調査

高橋は「今次流行の病毒は農安流行地より搬入されたものであるとするのが妥当であると考えられる」と結論するための理由として次の1～5をあげている。

1　新京―農安間は平野で六二kmの距離で、途中集落が点在しているだけ。
2　一応監視所を設けたが、両者間の行き来は比較的ルーズだった。

3　両者間の商業的つながりは本店と支店という関係があり深く、鉄道での行き来も活発だった。さらに車や馬車などの往来も頻繁であり、支店でペストが発生すると従業員が新京に逃げてきたりしていた。

4　かつて新京では一九一一（明治四四）年、満鉄付属地で一〇五人の肺ペスト患者を出している。「其の後、康徳元（1934）年10月に農安方面より来京したトラック運転手（日本人）が満鉄新京医院に入院死亡して線ペストと決定された。康徳6（1939）年2月には市内の某研究所にて実験室感染による肺ペスト患者発生し、其の患者より自宅感染によって1名の肺ペスト患者を出したことが記録されている」が、いずれも外来のものであり、新京にペストの病原体が定着していることはないと判断される。

5　市内でペスト菌を扱っているのは「衛生技術廠」と「市衛生試験所」の二箇所のみで、「同所より試験動物の逃亡或は従業員によって有菌蚤の搬出されることが考えられるので施設及従業員の勤務状況を調査し、尚家族の衛生状態を調査したけれども特記すべき事なく、又従業員にして田島犬猫病院附近に居住しているものもなく、或は同医院関係者と密接な交通あるものもなかった」。

⑤農安からの搬入経路、では農安から三角地域にペスト菌が侵入した経路として3つの可能性、1患者、2有毒ネズミ、3有毒ノミ、について検討している。その結果、1と2の可能性は排除している。

排除の理由は、1については、八月一日から九月中旬までの間の新京での、死亡者や行路病死人を調査したが該当者はいなかった、としている。これについては本当に網羅的に調べることが可能なのだろうか、という問題がある。一九四〇年の新京でのペスト流行での患者数は二八人で、うち死者は二六人、死亡率は九三パーセント弱で極めて高い。これは新京が従来ペストに汚染されることが少なく、市民に免疫がなかったことがあるだろうが、すでにみた一〇月一六日付けの「関東軍臨時ペスト防疫隊会報」には「漢法医　伝染病の知識なく患者の依頼により伝染病患者を匿すものあり」というおそれも高いのだ。一九四〇年の流行でも生き延び、その結果表に出ない患者が何人かいた可能性があるのだ。

2については、ネズミは鉄道・自動車・馬車などで運ばれた荷物にまぎれてやってくるはずで、それらのうち三角地域に来た物だけが汚染されていたとは考えにくい、このケースではもっと広く汚染が広がるはず、という判断だ。

3の場合も、2と同様の問題があるはずで、なぜピンポイントに田島犬猫病院にという疑問がある。この疑問について次のような推論を展開している。

極めて特殊なケースとして、田島犬猫病院で受診した動物に附着していたノミが原因となったことが考えられる。しかし「8月1日以降同病院に受診に来た犬、猫、牛馬等の飼育地を調査したけれども資料が散逸していた為に明らかにすることが出来なかった」。一般的には犬や猫は近隣から来るものばかりで、遠くから受診に来るのはまずない。他方、牛や馬は農安方面から多数受診しているが、現金払いで伝票などなく詳細の解明は不可能。牛や馬にノミが附着している可能性より、搭載した荷物や装身具などに汚染ノミが附着している可能性が大きいと判断。

結論としては、田島犬猫病院に来院した牛あるいは馬の荷物などに附着したノミが、同病院に落ち着き、ペストの流行を引き起こした、ということになる。しかしこれでは、なぜ牛車や馬車は他の場所にはよらずに、田島犬猫病院と農安との間を往復しただけだったのか、他に寄らなかったのかという疑問が残る。

2節の「病毒伝播経路に関する考察」はわずか一三行で、新京のペストが腺ペストであり、ペスト菌はネズミからノミ、そしてノミからヒトへと移ったものであり、ヒトからヒトへの感染とみられる事例は、看護者の例以外ではない、ということを述べているだけだ。

新京ペストの疫学的観察の結論

新京での研究目的は以下のように整理できるだろう。

1　ヒト←ノミ←ネズミの関係（農安の観察結果の新京への適応）
2　流行の拡大スピード
3　流行発生（アウトブレイク）可能性の推定→感染指標の導出（ノミ指数、有菌ネズミ指数）

4　原因の特定

このうち1〜3はそれが正しいか、機能するかどうかは別にして一定の結論を得たが、4はそうでもないだろう。

高橋の結論は犬猫病院に荷物と一緒にノミが運び込まれ、それが原因というものだ①。しかし流行から間もない時期に発行された「日本医事新報」は最初の中国人患者が農安から持ち込んだのではないか、という考えを示唆している②。さらにその内容は以下にみるとおりだが、七三一部隊のパイロットであり、医学者でもあった人物は、犬猫病院に受診のために訪れた農安の飼い犬に付いていたイヌノミが原因となった、としている③。

①から③に共通するのは、犬猫病院が流行の発端だ、という一点だ。

1に関しては七三一部隊の中で中国東北部での腺ペストの感染について倉内説と春日説が存在していたが、春日説が適切であることが確認された、ということだ。実はこの時期、一九四〇年秋、中国中部の寧波にペスト菌をペストノミとしてだけでなく綿や穀物などにまぶして、空中からばらまいていたが、新京の経験からペストノミに研究の重点が移ったことがうかがわれる。

部隊における、ペストを媒介するノミの研究者は村国茂だが、彼が博士論文として提出した論文「ケオピスネズミノミに関する実験的研究」（東大医学部、一九四六年）の研究はいずれも一九四一年八月から四二年四月にかけて「防疫研究報告」第2部に発表されたものである。

本稿で紹介した研究では田島犬猫病院で受診した牛あるいは馬に附着したノミがペスト流行の原因と推定されているが、京大医学部出身の七三一部隊のパイロットで、敗戦前に戦死した平澤正欣は京都大学に提出した博士論文「「イヌノミ」*Ctenocephalus canis Curtis* の「ペスト」媒介能力に就ての実験的研究」（京大医学部、一九四五年）に次のように書いている。

本研究の動機は新京ペスト……新京ペスト源泉は之に先行せる農安ペスト……田島犬猫病院に於て初発患者を出し……農安某富豪が同病院に入院せしめたる一飼犬に依り流行地病蚤を搬入せるものにあらずやと疑い、余は本発患者がイヌノミに依るペスト感染ならずやと着目し、本事実を実験的に証明せんとせり。

……

本蚤がペスト媒介性を有する点と、前述新京ペスト初発患者発生状況を考察するに従来の汚染地域内の流行と異なり特異的にしてイヌノミによる感染の疑極めて濃厚なり。仍て之が詳細の実験的開明のため動物の感染試験により該蚤も亦ペスト媒介者なる事実を確認し、更に進んで特殊実験を行い先人の見解と異なり犬蚤も亦人類に対するペストの媒介者たる新事実を発見するに至る。

これは、イヌノミが原因と断定しているわけではない。ここのポイントは、平澤説でも、汚染はピンポイントで田島犬猫病院だった、ということだ。

2についてみると、新京のペストが謀略か、自然のものかは別にして、都市のある一点を謀略的に攻撃した、あるいはされた場合、どのように広がっていくかが分かったことも石井機関にとっては貴重な経験となっただろう（図・新京1参照）。

第六章　新京ペスト謀略説

新京ペストの意味

人為的感染

一九四〇年の新京でのペスト流行は日本軍の謀略による、とする説が存在することは既に紹介した。筆者も日本軍による謀略の証拠を見逃さないように新京ペストに対する日本側、特に石井機関の対応をみてきた。しかしその結論は、この年の新京、そしてそれに先立つ農安のペスト流行は自然の流行である、となった。それについては本章の最後で論証する。

自然の流行という結論を支える証拠は少なく弱い。筆者の結論を支えるのは、①謀略を立証する証拠を見つけることができなかった、②農安や新京のペストの流行型が謀略の場合のそれとは異なり、自然の流行のそれだった、の二点だ。もう一点付け加えるとすれば、一九四一年二月に石井が梶塚関東軍軍医部長に語ったとされる以下の認識がある。このときのペストの流行が七三一部隊の作戦であったとすれば、こうした発言はありえないことだ。

……伝染病を計画的に蔓延せしむことは或る人々の考えるように、又彼自身が以前に考えていたように爾く簡単なものではない。自然に於ては伝染病は非常に容易に蔓延するが、併し伝染病を人工的に蔓延せしむる場合には幾多の障害に遭遇……此の問題の研究に携わる決心をした……（1）

伝染病の流行は、その原因となる病原体と環境条件が一致して初めて感染が可能となり、より環境的に病原体に有利になると流行が拡大する。人為的に感染力の強い病原体を選び出すことはできるが、環境条件を動かすことはできない。その意味で「伝染病を人工的に蔓延」させることは極めて難しいのだ。石井たちはこの頃そのことを思い知らされたのだった。さらにペスト菌に関して言えば生命力の強い病原体ではないので、環境とのマッチングが特に必要な細菌であろう。ただし、ひとたび条件が合うと、一九一〇年からの中国での大流行や、中世ヨーロッパでの大流行を引き起こすことも事実だ。これが五章の「満鉄関係者に対し部隊長講話」の四の9「環境と細菌と体質」の中味だ。

新京ペスト謀略説の検討——中国人研究者

謀略説を唱えている、解学詩『新京ペスト謀略——1940年』（『戦争と疫病——七三一部隊のもたらしたもの』、一九九七年八月、本の友社）を検討しよう。

解は、ペストの発生とそれに対応した日本側、特に七三一部隊の活動状況を分析し、その中で謀略の疑惑をいだかせる点を指摘し、最後に「謀略」の証拠を提示するという手法を取っている。

解は「新京・農安のペストは、自然に発生したものか、それとも人為的に作り出されたものなのか。――解答は後者である」として証拠を二つあげている。

ひとつは、吉見義明・伊香俊哉「日本軍の細菌戦――明らかになった陸軍総がかりの実相――」（「戦争責任研究」）で、もうひとつは愛新覚羅憲均の一九五四年七月の証言である。

吉見・伊香論文は、一九四三年一一月一日付け「ホ号報告要領（石井少将）」という記録に次のような記述があることを紹介している。（削除線も原文通り）

既往実績
農安県　田中技師以下6名
密偵によるは最効果あり
~~10　unit　10匹~~
時限信管
1kg　PX　500―1000斃し得（2）

吉見・伊香論文はこの部分について「農安県で住民に対するペストノミの撒布実験が行われ、しかも効果があったということを示すものである」と説明している。これが実施された時期については、中国の文献（中国軍事科学院外国軍事研究部編『日本侵略軍在中国暴行』一九八六年、解放軍出版社、および中国中央档案館他編・江田いずみ編訳『証言細菌戦』一九九二年、同文館）の記載「一九四二年末に七三一部隊が農安県の田畑・水源・居住区にペストノミを撒布し、その後同地区を封鎖して焼却したという」を紹介して、「この両者が同じ実験である可能性は高い」としている。すなわち、「既往実績」は一九四二年のものではないかと判断している。それだと、解の「人為」説の証拠とはならない。

筆者の推測では、この記述は時限信管を備えた一キログラム細菌爆弾の試験を意味していると思う。一キロの爆弾とはずいぶん小さいが、試験的にそうしたものを製造し、実地試験をしたものだろう。この規模の、多分磁器あるいは珪藻土製の爆弾だと、中に詰めることのできるノミの量は一〇〇から二〇〇グラム程度と考えられる。ケオピスネズミノミの目方は一匹約〇・五ミリグラムである(3)。これから推定すると、一キロの細菌爆弾中のペストノミの数は二〇万から四〇万匹ということになる。そしてそのうち爆発や落下で死ぬのが五〇〇から一〇〇〇匹ということが、「1kg PX 5000―1000斃し得」の意味ではないだろうか。筆者の計算通りだとずいぶんと効率が良いと感心する。ただし「10 unit 10匹」という部分からは、ノミを小分けして入れている可能性もあり、そうすると小分けする容器に容積を取られ、積み込めるノミの量はずっと減ってしまう。

解は、この部分を「既往実績／農安県／田中技師以下6名／密偵によるは最効果あり」と引用している。そして次のように書いている。

……問題となるのは、石井のいう「既往」とはいつか、という点である。

中国医学界の多年にわたる調査により、農安県では四二～四五年の四年間、ペストが発生していないことは証明されている。またこの地域が東北の中心に近い地域である以上「関特演」が行われた四一年に細菌謀略が実施された可能性も少ない。さらに農安ペストの特徴――流行範囲が集中し、病型が複合的で、公的機関の病原に関する説明があいまいなことなど――を考慮に入れれば、いわゆる「既往」が四〇年を意味することはまちがいない。(4)

吉見・伊香の推論と、解の推論の食い違いを検討する前に、解の「農安県では四二～四五年の四年間、ペストが発生していないことは証明されている」という記述の真偽の確認が必要だろう。しかし「中国医学界の多年にわたる調査」について文献が明示されていないので、彼がその論文で引用・明示しているデータから、彼の記述の真偽を検討することにする。そのために作成したのが表・新京22で、これは解の論文に付いている東北地方でのペスト発生を示す表3および農安でのそれを示す表7を組み合わせたものだ。いうまでもないが、この場合の東北は中国東北部であり、そこには農安も含まれている。

表・新京22をみると、一九四一年のペスト患者・死者数は、東北と農安とで逆転している。これは、解が利用している統計的数値の信頼性を損なうものだ。さらに東北での一九三三年から三七あるいは三八年までの死亡率の高さ、および一九三七および四〇年以外の農安の死亡率の高さは、患者の発掘が極めて困難で、生き延びた患者については統計から漏れている可能性が高いことを示唆している。したがって、この表では一九四二～四四年には農安で患者発生はないことになるが、それは死亡例がない、というだけのことかもしれない。さらに、この統計を一応の目安として考えると、東北の患者数と農安のそれとの間には一定の相関はないが、それでも東北全体の発生数からすれば、農安でも一九三九年並、すなわち全体の二％としても四三年で四〇人弱、四四年で二〇人程度の患者が出ていて不思議ではない。

彼の主張、一九四二年から四四年まで農安でペスト患者が出なかった、には疑問が多いと言わざるを得ない。その上で、吉見・伊香が明らかにした証拠（中国の文献）に基づく一九四二年説と、解の一九四〇年説を比較すると、はるかに四二年説の方に説得力がある。

解は、「既往」一九四〇年説を補強するために「農安ペストの特徴――流行範囲が集中し、病型が複合的で、公的機関の病原に関する説明があいまいなこと」をあげている。第一の点であるが、流行範囲は農安の中心部分、市街地に集中している、これは従来の農安での流行型とは違っている。しかし春日の論文でみたように、ペスト予防の勢力を、従来流行の中心だった辺境地域に注いだためだっ

表・新京22　東北および農安のペスト患者・死者・死亡率

年号	東北全体のペスト*			農安のペスト**		
	患者数	死者数	死亡率	患者数	死者数	死亡率
1933	1644	1644	100	1087(710)	1079(710)	99.3(100)
34	793	793	100	296(301)	296(301)	100(100)
35	435	430	98.9	20	19	95.0
36	147	144	98.0	19	19	100
37	247	238	96.4	9	8	88.9
38	718	687	95.7	34	33	97.1
39	657	500	76.1	9	9	100
40	2551	2033	79.7	551(521)	471(441)	85.8(84.6)
41	704	550	78.1	722(716)	722(716)	100
42	878	681	77.6			
43	1961(1968)	1280(1287)	65.3(65.4)			
44	1161(1990)	917(?)	79.0			

*出典は全国防疫連合弁事処『近年国内鼠疫流行概況』、カッコ内の数字は東北人民政府衛生部『東北防治鼠疫工作総結』
**出典は『吉林鼠疫流行史』1973年、カッコ内の数字は『農安県鼠疫流行的概況』1993年

たとみるのが妥当だろう。さらに予測を裏切り、人口密集地でペストが発生したことが流行を拡大したと考えることができる。

第二の「病型が複合的」の具体例として解は、一九四七年に米軍のために七三一部隊の医学者、石川太刀雄丸がまとめたＱ報告（The Report of "Q"）のデータをあげている。Ｑ報告については後でみる。解は次のように書いている。

「Ｑ」報告は病型について総活的分類を行っており、その結果は、四〇年の新京と農安のペストは各種の病型が併存する複合的ペストの流行であった、という通説を完全に証明するものである（表10）。(5)

ペストには腺ペスト、皮膚ペスト、敗血症ペ

スト、それに肺ペストがあることは既にみた。農安の死者数は四七一あるいは四四一人であるが、解の表10ではそのうちの線ペスト二二例、皮膚ペスト五例、および敗血症ペスト一二例、合計三九例について、観察・考察を加えたことを示している。これが農安のペスト患者の病型の比率となっているとは考えられない。むしろ、研究対象として興味あるもの、状態が良いものなどを選び出した結果だろう。解の表10は新京では、ペスト四つの病型全てについて観察・考察を加えたことを示している。農安では一例が肺ペスト～敗血症であり、明確な形では三つの病型しかリストアップされていないが、それは農安では肺ペスト患者が出なかった、というわけではない。少なくとも一例は存在し、その死体の脳髄について日本人研究者が調べている。肺ペスト死者は一一月一五日に死亡した三七歳の中国人だ(6)。

一九二八年のペスト流行時に銭家店で患者を調べた伍連徳は一八九例について、線ペストが八四・三%、敗血症が一四・三%、肺ペスト一%、そして皮膚ペスト〇・五%であったと報告している(7)。この比率はペストの大きな流行では、ほぼ共通した数値である。一九四〇年の農安の流行のように何百人も患者が出る場合は、ペストの四つの病型がそろう方が一般的なのだ。「複合的」であることはこの場合当然の結果であり、謀略の証拠にも、傍証にもならない。

解はQ報告についてデータがあるのは新京では一八人だが、番号は三八番まであり、途中が抜けていることを指摘している。さらに解が保有する患者名簿とQ報告の被解剖者を対照したところ一八人中一二人しか確認できなかった、としている。残り六人が不明なことについて、以下のように推測している。

Q報告一八名中の六名は、公表された二六名の死亡者リストの中に該当者がいないことも重要である。この公表されなかった六名の解剖被験者の存在は何を意味するのか。四〇年の新京・農安ペスト……散布されるペスト菌兵器の効力を検証する、きわめて重要な生体細菌感染標本のための病理解剖であったのではないか。(8)

Q報告の新京の患者番号が三八番まであるのに対して、石井機関の高橋の論文では患者数二八人で、死者は二六人である。確かに番号は患者数を上回っている。しかしこれは行き倒れの死者を解剖したらペストではなかったというケースが存在することは既に紹介した（一〇月十八日満鉄関係者への講話での園田少佐の講話）。また「日本医事新報」の記事のように、最初、多分誤って、ペストとされた例もあった。そうした例を入れると三八番までナンバリングされたということではないだろうか。なお、後のページにある表・新京24には、Q報告の一八人全員について、新京のペスト死亡者の誰であるかを示しておく。「公表されなかった六名の解剖被験者」という人々は存在しない。

第三の「病原に関する説明」であるが、これが何を意味するのかは明確ではない。解は疑惑のひとつとして、七月一日から農安でのペストが始まったという同月二二日付けの憲兵隊長の報告と、一一月四日になってなされた梅津大使（関東軍司令官）から松岡外相への六月一七日に始まったという報告との間の、最初の患者発生月日についての食い違いを取り上げている。しかしこの問題はその後、例えば高橋正彦の農安ペストの論文など、梅津からの報告の線で統一されている。その意味では、これは憲兵隊長が報告したときには彼、あるいは憲兵隊が初発例を認識していなかった、ということだろう。なお高橋は「昭和15年農安及新京に発生せるペスト流行に就て　第3編　流行に於ける菌検索成績」（「防疫研究報告」2部526号）において、病原について検証を加えている。

解があげる第一の証拠、吉見・伊香論文についてはこれで考察を終わる。

次に、愛新覚羅憲均の一九五四年七月の証言をみていこう。解は新京ペスト攻撃の証拠として、七月二二日の愛新覚羅の供述を紹介している。なお冒頭の年号が誤り、というカッコ書きも原文通りだ。

一九三八年（一九四〇年の誤り――引用者）七月、新京日満軍人会館において二回目の会議が開かれた。梶塚隆二は今年もペストの発生が予想されるので、各委員は防疫に当たる中で十分に近代医術を掌握されたい、と指示……全ての準備が完了したのち、七月下旬、衛生技術廠長の阿部某がペスト菌を帯びた昆虫を、城内の興運路と日本橋一帯のいわゆる貧民街のあいだに散布した。そのため同地区ではまず三名の子供が感染したのにつづいて蔓延し、八月下旬までに合計八十名あまりのペスト患者が発見された……この時のペスト流行は、日本の関東軍が大都市の密集地帯での感染状況を実験した犯罪行為によるものである。(9)

この供述を紹介した後、解は「この供述は、完全に記憶にたよったものであるため、時間や数字、細かい事情に関する誤りは免れない」としている。

梶塚が出席した会議が一九三八年であることはありえないことは分かる。彼が関東軍軍医部長に就任するのは一九三九年一二月であるから、それ以前の会議を主宰できるはずはない。しかし、それは供述にある会議が一九四〇年であることを意味しない。むしろ「今年もペストの発生が」とあるところからすれば、四一年以降と考えることが妥当ではあるまいか。愛新覚羅の供述は、初発患者の年齢や人数それに勃発時期、さらには総患者数など全ての点で、一九四〇年の新京での流行とは異なっているが、こうした点については引用者自身が「誤りは免れない」としているので立ち入って検証しても意味はない。

新京ペスト謀略説の検討——米国人研究者

米国人のS・ハリスが『死の工場』(10)を書いている。その中で新京およびそれに先立つ農安のペストは人為的なものだと主張している。新京（長春）と農安とは六二キロ離れていることは既に述べた。そのことを念頭に次の記述を読んでいただきたい。

一連の疫病が、長春の五〇キロ北西にある農安県を襲ったが……一部の学者は、長春施設の廃水が何らかの形で地下水面へと染み込んで、はるか北方の農安まで広がったとみている。一〇〇部隊の実験室からネズミが逃げ出して感染地域へペスト菌をもたらしたのだとみる学者もいる。さらにまた、農安県のペスト流行は一〇〇部隊によって行われた細菌戦の野外実験に他ならないと確信する学者もいる。(11)

最後の一〇〇部隊による実験については、注として長春の東北師範大学の田志和へのインタビューであると明記しているが、それ以外の「一部学者」や「みる学者」についてはなにも書いていない。こんなことを夢想する人が本当にいるのだろうか。

筆者のこれまでの研究では、一〇〇部隊が生物兵器の研究開発部隊であることは確かだが、対象は家畜類であり、主に研究していたのは鼻疽菌、炭疽菌、牛疫ウイルスそれに羊疫ウイルスなどであり、ペストについて本格的な研究をやっていたとは考えにくい。またペストの専門家もいなかったのではないだろうか。そのことはハリスが何箇所かで引用している『細菌戦用兵器の準備及び使用の廉で起訴された元日本軍軍人の事件に関する公判書類』にも書かれている。

新京のペストについてハリスは次のように書いている。

長春(新京)駅の一キロ北にある、郊外のうらぶれた貧民窟にやってきた部隊科学者もいた。日本兵はこの極貧の居住区に住む住民を集会に駆り集め、そこで科学者たちは、脅える住民に対し、ペスト患者が付近で発見された旨伝えた。彼らは、ペストの予防接種を全員に行うといって住民を安心させた。しかし実はワクチンが接種されるわけではなかった。住民の血管に注射される液体には実はペスト菌が入っていることを科学者たちは貧民窟の住民には伝えなかった。予防接種の話があってから間もなく、この地区では果してペストが発生した。(12)

住民は移住させられ、彼らの住居は焼払われたと書き、その後五行ほど書いているが、そこでは死亡者数の予測をして、そこに鄒世魁著「関東軍第一〇〇部隊遺跡的調査」という注を付けている。上記引用のどの部分が鄒の意見なのかはっきりしない。もしかしたら全部そうで、それをハリスが鵜呑みしているのかもしれない。

既に紹介したペスト研究者、春日忠善は一九三八年にペストⅡワクチンを開発しているが、これは「生ワクチン」であり、ペスト菌が入っている。このワクチンは彼が勤務していた鄭家屯ペスト調査所管内で、日本の敗戦までに「約一五〇万人に接種された。その結果、従来腺ペスト患者の治癒率がわずかに六％前後に過ぎなかったのに、生ワクチン接種者では五〇％以上に高めることができた」という(13)。

一九四〇年にペストの流行に襲われ、その一帯を焼払われたのは、新京駅の北ではなく、南一キロの地域だ。ハリスの言う、北一キロの貧民窟が何を指すのかは彼の文章から読み取ることはできない。「北一キロの貧民窟」は実在するのだろうか。

筆者がハリスに不信感を持つのは引用した記述もさることながら、それ以上に英語で書かれた、彼がその発掘に一役買っている文献の扱いが大本にある。中国や日本の状況について、不確かな情報をつかまされるのは、研究者としては不面目だが、中国語や日本語ができない結果としてそうしたことはないことではない。しかし、彼が発見した英文の文献についてはそうした甘えは許されないだろう。『死の工場』の邦訳者、近藤昭二は「一九九二年になり、七三一部隊の原資料を探索する本書の著者［ハリス］とNHKの努力で、アメリカ・ユタ州の人里離れたダグウェイの実験場から三本の解剖報告書がみつかったのである」(14)と書いている。

「三本の解剖報告書」の一本が解が言及していたQ報告だ。それ以外にA（炭疽）およびG（鼻疽）報告がある。近藤はこれら三本を七三一部隊の原資料としている。これらについてハリスは「鼻疽と炭疽に関する二つの報告書が、長春の病理学者が患者および研究対象の病気について行った信じがたいほどの綿密さを物語っている」(15)としている。さらにペストについてのQ報告を注に上げた上で、新京のペストでは「多くの犠牲者は記録されることなく死亡し、熟練した一〇〇部隊の病理学者による検死を免れた」(16)とも書いている。このようにハリスは、これら報告を一〇〇部隊の資料と位置付けている。

これら三通の報告書は、一九四七年にまとめられた米国の報告書、ヒルとビクターのレポート(17)とつき合わせると、取り上げられている解剖標本の数の一致から七三一部隊の病理学者、石川太刀雄丸がまとめたものであることが分かる。表・新京23はAおよびG報告の病理標本の一覧である。

この記述から分かるのは、ハリスが七三一部隊と一〇〇部隊との区別ができていないのか、あるいは資料が少ない一〇〇部隊の恐ろしさを書くために、七三一部隊の病理学者がまとめた三通の報告書を、一〇〇部隊の病理学者のそれとしたのだろうか。二つの部隊の区別がつかない人が日本の生物兵器開発部隊の歴史を書くのは無謀だ。また、分かっていて「誤用」したのであればそれは研究者として自殺行為だ。

もうひとつ例をあげれば、英文の改訂版では一四六ページと一四七ページとの間に何枚かの写真が掲載されているが、それらのうちの在米中国人団体からの提供となっている二枚は、かつて森村誠一が『続悪魔の飽食』（一九八二年、光文社）で使い、間違いと判明し、本そのものの改版、出版社の変更に追い込まれたものだ。そうした写真を二〇年後に出版した改訂版でも使っていることは、ハリスの取材能力、分析能力の限界を示しているだろう。

Q報告が示す事実

三通の報告書の件に戻る。筆者は、ハリスは両部隊を区別できていなかった上に、英文の文献すらきちんと読めていなかったと考えている。具体例をあげよう。邦訳では彼はQ報告を基に「長春（新京）市……農安県は、九月二九日から一一月五日までの期間に五七名の患者を日本人病理学者の研究に供している」と書いたことになっている。しかしその部分は原文では、二〇〇二年刊行の改定版でも「四九名の」となっている。邦訳に当り、訳者が訂正したものだろう。

A報告

感染経路	症例数	標本番号
皮膚	1 例	54
口	9 例	代表例(6)：318, 26, 320, 328, 325, 17
鼻	20例	以下に内訳
気管支	4 例	380, 396, 412, 405
口への噴霧	2 例	411, 407

ヒルとビクターのスライド一覧には167（?）と225はない

症例（標本）番号	年齢と性別	発病までの日数（日）	感染経路
17	38歳、男性	約2	口、代表例6
18	29歳、男性	約2	口
26	25歳、男性	約3	口、代表例2
54	約25歳、男性	7	皮膚
225	35歳、男性	2	口
318	約30歳、男性	2	口、代表例1
320	約30歳、男性	2	口、代表例3
325	約25歳、男性	約2	口、代表例5
328	32歳、男性	約2	口、代表例4
383	約40歳、男性	約3	口　　＊
388	27歳、男性	約2	鼻
389	約25歳、男性	3	鼻
390	25歳、男性	3	鼻
393	35歳、男性	4	鼻
396	29歳、男性	3	鼻、気管支2
397	27歳、男性	4	鼻
399	26歳、男性	3	鼻
400	32歳、男性	3	鼻
401	37歳、男性	2	鼻
403	34歳、男性	3	鼻
404	27歳、男性	3	鼻
405	27歳、男性	3	鼻、気管支4
406	31歳	約2	鼻
407	28歳、男性	3	鼻、口噴霧2
409	32歳、男性	2	鼻
410	27歳	3	鼻
411	28歳、男性	4	鼻、口噴霧1
412	27歳、男性	3	鼻、気管支3
413	37歳、男性	3	鼻
414	29歳、男性	約2	鼻
416	31歳	4	鼻
417	27歳	3	鼻
＊はヒルとビクターのスライド一覧の注で、不十分なスライドあるいはスライドなしと記載			

気管支の代表例の１標本番号は380だが、ヒルとビクターの標本一覧に380はない。380の発病まで約3日となっている。本文中に380のスケッチはある。

表・新京23　AおよびG報告の病理標本一覧

G報告（鼻疽）

感染経路	症例数	標本番号	急性	亜急性	亜慢性	慢性
皮膚	16例	16, 50, 85, 146, 152, 167, 180, 190, 167(?)*, 193, 205, 207, 221, 222, 225*, 254, 224, 256	5例	7例	3例	1例
鼻	5例	176, 178, 229, 727, 731	3例	0例	0例	2例
発病までの日数			˜14	14˜28	28˜49	49˜

ヒルとビクターのスライド一覧には167（?）と225はない

症例（標本）番号	年齢と性別	発病までの日数（日）	感染経路、病型
16	約25歳、男性	13	経皮、急性の症例5
50	約30歳、男性	16	経皮、亜急性の症例2
85	約25歳、男性	21	経皮、亜急性の症例4
146	約35歳、男性	39	経皮、亜慢性性の症例2
152	約40歳、男性	46	経皮、亜慢性の症例3
167	約40歳、男性	15	経皮、亜急性の症例1
176	約38歳	12	経鼻？、急性の症例7
178		10	経鼻？、急性の症例6［176誤記］
180	約28歳	12	経皮、急性の症例3
190	約30歳、男性	10	経皮、急性の症例4
193	約35歳、男性	25	経皮、亜急性の症例7
205	約23歳、男性	37	経皮、亜慢性の症例1
207	約30歳、男性	18	経皮、亜急性の症例5
221	若い男性	25	経皮、亜急性の症例6
222	約25歳、男性	10	経皮（多分急性の症例2）
224	33歳、男性	4	経皮、急性の症例1
229	約32歳、男性	9	経皮、急性の症例8
254	約27歳	20	経皮、亜急性の症例3
256	25歳、男性	45	経皮、慢性の症例1
727	25歳、男性	約105	経皮？、慢性の症例2
731	約25歳、男性	約3月	経皮？、慢性の症例3 ＊
＊はヒルとビクターのスライド一覧の注で、不十分なスライドあるいはスライドなしと記載			

ここでA、Gそれに Q報告の特徴を書いておこう。それは、先にQ報告の新京の被解剖者リスト一八人については、特定できるとしたことに関連している。それはQ報告には、各被解剖者は番号だけでなく、イニシャル、年齢、性別、死亡までの日数、病型、感染経路の六つの項目が記されていることによる。当然のことだが、大部分の人について六項目全てが一致する。数人について、そのうちの一項目が合わないことがあるが、その他五項目が合致すれば、何れかが誤記であろうと考えるべきだろう。そう考えて作成した対照表が先に触れた表・新京24だ。

A、GそれにQ報告で決定的に違う点をみておこう。表・新京23からみてとれるようにAおよびG報告では、被解剖者毎に必ず記載があるのは番号である、それ以外には大部分について性別も記載されている。年齢については記載がないものもあり、記載があっても二五歳位といった書き方で、ときに「若い男」としかないものもある。

それに対して表・新京24から分かるように、Q報告では被解剖者は番号もふられているが、イニシャルで表記されていることが一番の違いだ。最初の死者の一人太田安次は「YO」である。この場合イニシャルは解剖所見という性格、あえて実名を出すことはしないことからすれば、名前と同等と考えて良いだろう。また年齢も明記されている。Q報告では、このように名前があって、個人が特定できることも、新京でのペストが、また農安での流行が、石井機関あるいはその他の日本の機関による人為的なものでないことの傍証となるのではないだろうか。

AとG報告は七三一部隊の人体実験の記録、病原体を接種し発病までの経緯さらにはその死亡まで

表・新京24　新京の患者とQ報告の解剖リストとの照合結果（高橋論文(2部515号)およびQ報告）

Q報告番号	表・新京4の番号	Qの頭文字	表・新京4の名前	年齢(年齢)#	性別	経過日数(日数)##	病型(表・新京4の病型)	感染経路(Q報告)	感染経路(表・新京4)	人種	
S-1	3	KF	藤○君○	8	女	8(7)	腺ペスト	左鼠蹊部	左鼠蹊腺	日本人	
S-2	8	TT	田○天○子	8	女	5(4)	腺ペスト―ペスト敗血症(腺ペスト)	右下顎部	右顎腺	日本人	
S-3	7	SK	韓○臣	25	男	5(4)	腺ペスト	右鼠蹊部	右鼠蹊腺	中国人	
S-4	6	MM	宋○徳	23	男	5(4)	腺ペスト(推定ペスト)	左腋窩部		中国人	
S-5	13	MY	矢○正○	21	男	3(5)＊	腺ペスト	右鼠蹊部	右鼠蹊腺	日本人	
S-6	14	FT	徳○富○	12	女	6(2)＊	腺ペスト―ペスト敗血症(腺ペスト)	右腋窩部	右腋窩腺	日本人	
S-8	17	TL	李○金	10	男	3(2)	ペスト敗血症			中国人	
S-9	15	GS	宋○山	56	男	6(5)	肺ペスト			中国人	注1
S-10	18	KK	黄○氏	45	女	?	ペスト敗血症			中国人	注2
S-11	19	HC	陳○玉	55	男	18(?)	腺ペスト	右鼠蹊部	右鼠蹊腺	中国人	
S-12	20	TF	福○勉	27	男	3(2)	腺ペスト	左鼠蹊部	右鼠蹊腺	日本人	
S-14	22	TN	蘇○田	37	男	4(?)	皮膚ペスト	蜂巣炎		中国人	注2
S-15	21	US	寧○源	18	男	?(3)	腺ペスト	左鼠蹊部	左鼠蹊腺	中国人	
S-19	23	YT	土○ヨ○	58	女	12(6)	ペスト敗血症			日本人	
S-22	12	MT	高○眞○	3	女	21(20)	腺ペスト	左下顎部	顎腺	日本人	
S-26	25	HK	梶○春○	31	男	7(5)	皮膚ペスト	蜂巣炎		日本人	
S-28	26	FS	宋○林	44(40)	男	2(1)	腺ペスト	右鼠蹊部	右鼠蹊腺	中国人	
S-38	2	YO	太○安○	33	男	7(6)	ペスト敗血症			日本人	

注1：原発性肺ペスト
注2：発生死亡・死体解剖時発見
＃：カッコ内は表・新京４の年齢
＃＃：カッコ内は表・新京４の経過日数、どの症例でもQ報告とは1日少なくなっている
＊：高橋の2部525号論文では、患者13が2日で、患者14が5日となっている
表・新京４というのは高橋の2部515号の第1表「ペスト患者一覧表」

病型での食い違いはほとんどない。S-12において、左と右の違いがある。経過日数でS-14と15は入れ替わっている可能性がある。

S28についてはQ報告に混乱がある。年齢を33としてそれを消して44と書き込み、さらに病型を敗血症としている。太田との混乱を感じる

を追った記録だが、Q報告は通常のペスト流行を記録した文書と位置づけるべきだろう。

流行の疫学的比較

以下にある図・新京2～4は、それぞれペストの発生状況を時系列で示したものだ(18)。いつ発病したのかはこれまでの記述で明らかなように、その特定は極めて難しい。そのため発生状況と言っても、ペストで何人がいつ死亡したかを示している。

図・新京2は高橋がその論文で用いている図で、一般的なペストの流行パターンと、実際の流行形態とを比較したものだ。図・新京4は、石井機関がペスト攻撃をした際の寧波のペストの発生状況と、新京の発生状況を示している。図・新京3は、寧波と新京と、それに一九二八年の銭家店での発生状況を示している。銭家店では五三日目に死者が急増しているが、これは地方で隠れていた死亡者の発掘が進んだ結果のようだ。

図・新京3および図・新京4の寧波の状況をみると、最初ペスト患者が大発生するが、その後下降の一途をたどる。この章の初めに述べたことからすると、環境がペスト菌および・あるいはノミに向いていなかったので、流行は下火になった、と考えられる。もちろんこの下降線を導く努力として、寧波で汚染地域の焼払いを、攻撃から三五日目に行ったことも重要だっただろうが、それまでに流行はほぼ終息していたことを図は示している。

新京のパターンとそれ以外のケースを比較したとき、新京はどの形に近いだろうか。どれとも類似

図・新京２　ペスト発生の理論値（高橋論文(2部514号)の第3図）

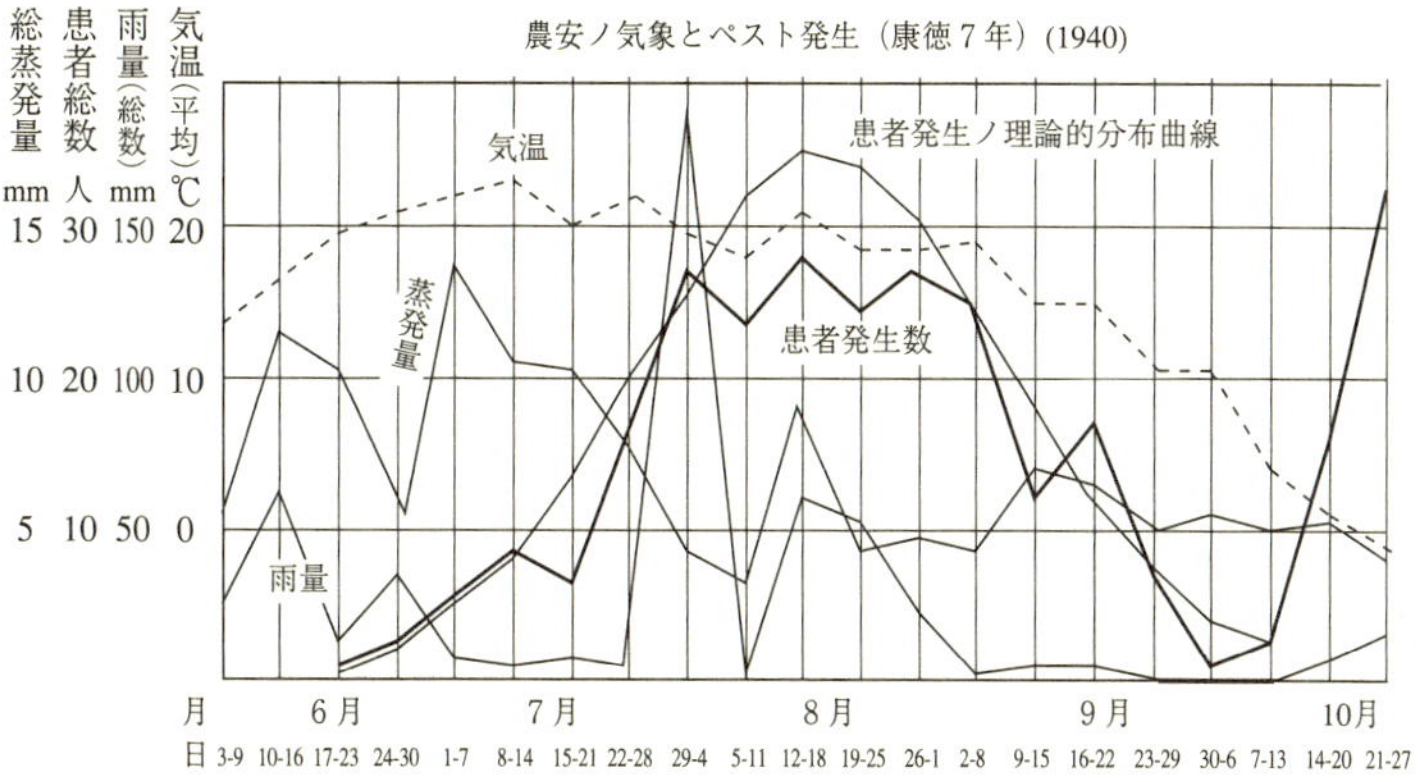

性はないようだが、五四日目に死者が出るなど、流行がだらだら続くのは寧波のパターンではなく、銭家店など自然の流行に近いと言えるだろう。

こうした疫学的比較もまた、新京のペスト流行が自然の流行であることを暗示している。

数千万円で買い取られた「人体実験」データ

A、GそれにQ報告は現在、米国議会図書館に「第二次世界大戦中の日本の医学実験（"Japanese Medical Experiments during World War II"）」のそれぞれA、GそれにQ報告として保管されており、原本のカラーコピーを製本したものを閲覧できるように準備中だ（二〇〇四年七月現在）。また原本も一枚一枚透明なプラスチックの袋に入れられ、ほぼ一〇〇枚ずつカートンボックスに収められている。その箱には「original」と書かれたプレートが貼られている。A、GそれにQ報告の違いは既に述べたが、AとG報告はまさに「(人体）実験」レポートだが、Qは病気の流行およびその犠牲者図・新京3　寧波、銭家店、および新京のペスト死者発生状況。系列2（実線）が寧波、系列6（細線）が銭家店、系列4（破線）が新京（銭家店については「内蒙古ペストの疫学的研究」、倉内喜久雄、「満州医学雑誌」12巻6号、1930年）

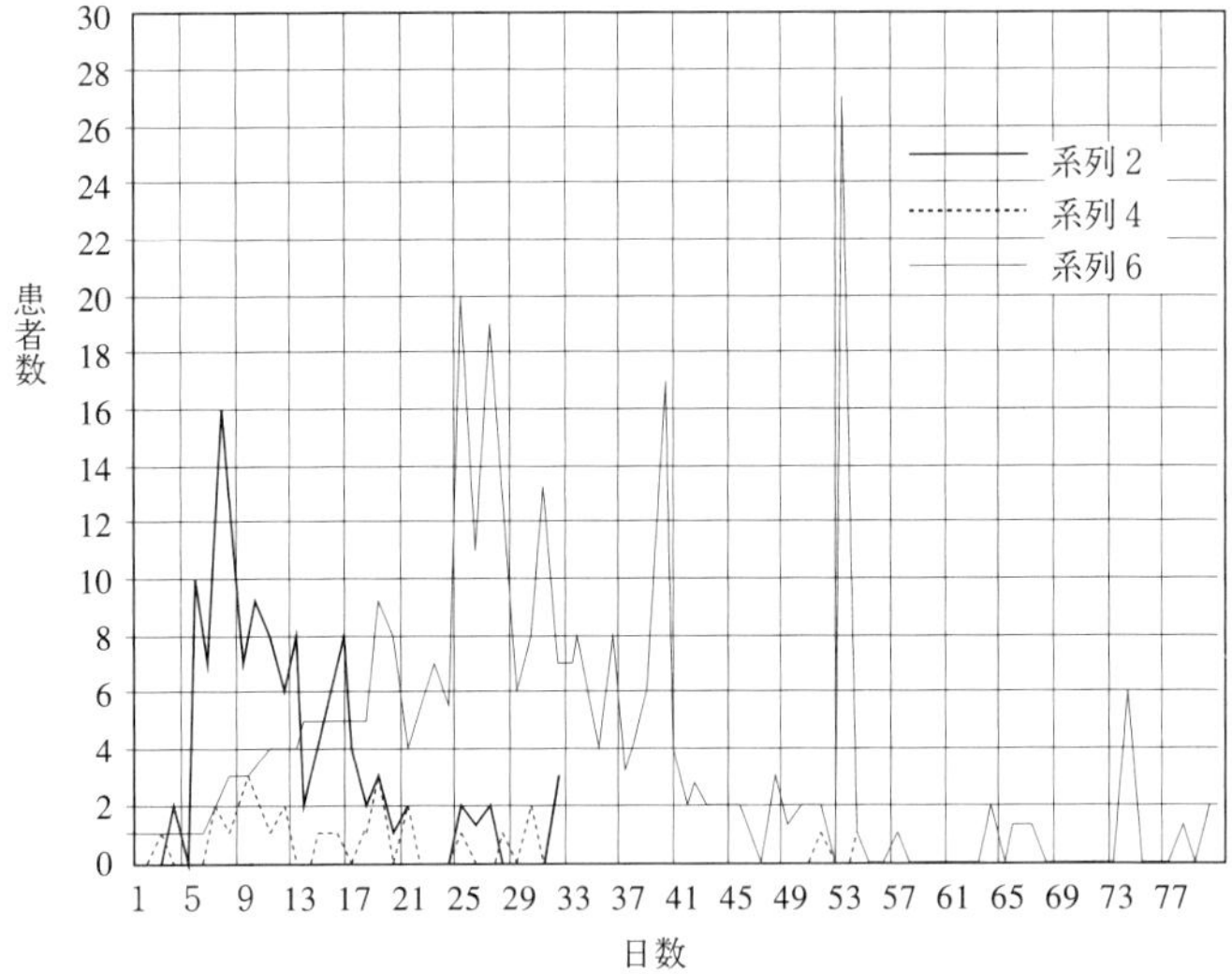

図・新京4　寧波と新京のペスト死者発生状況。系列2が寧波、系列4が新京

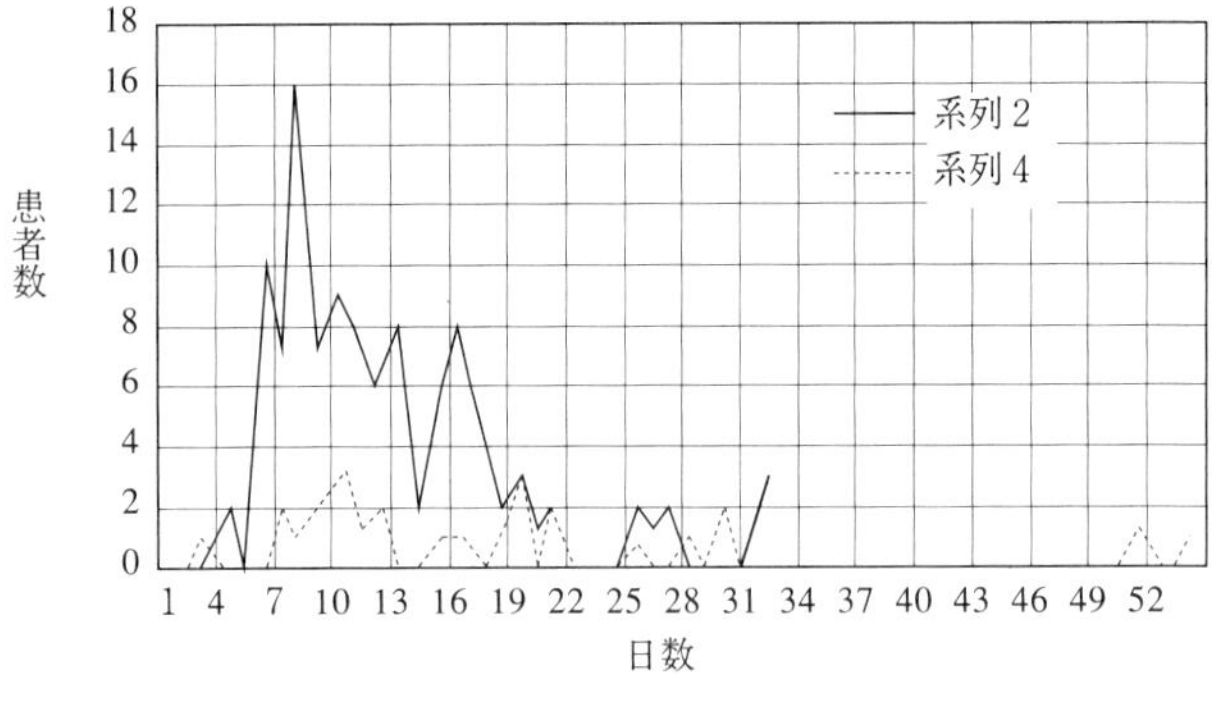

の観察記録であり、実験レポートではない。しかしそれらが準備された一九四七年以来米国で他の二つの報告と一緒に読まれ、引き継がれてきた結果、こうした意図せざる情報操作、病気の観察レポートを、実験報告とする混乱が起きたのだろう。

A、Gそれにの三報告が書かれたのは、一九四七年五月に来日した米国のキャンプ・デトリックの科学者、N・H・フェルの調査によってだった。フェルの派遣はそれまでの石井機関に対する米軍調査の欠陥が明らかとなったためだった。それが明らかとなったのは四六年末にソ連からの石井四郎らを引き渡すようにという要求によってだった。それまでの米軍の調査の欠陥は人体実験および生物戦の試行などを暴露できなかったことだ。

米軍は石井機関についての調査を一九四五年の日本の敗戦直後から、米極東軍参謀二部（情報担当、責任者C・ウイロビー准将）の下で、免責を与えた上で行っていた(19)。その調査に欠陥があったことは、調査そのものの問題とともに、参謀二部が与えた免責に効果がなかったことを意味し、それを与えた判断の誤りが問われる事態だった。そうした事態を回避する意図もあり参謀二部は、人体実験データの網羅的な入手を行うことを目的として陸軍省の専門家の派遣を要請し、来日したのがフェルだった。

自分自身が収集した情報についてフェルは以下のような評価をしている。医学的には妥当な評価であり期待だろう。他方ウイロビーの評価はもっと積極的だが、これには彼に特有の事情があった。

人体について得られた結果はいささか断片的である。それは統計的に有意味なほどの十分な数の被験者が得られなかったためだ。しかし、いくつかの病気、特に炭疽、については数年間にわたり数百人について研究が行われたようだ。……人体実験のデータは、われわれおよび連合国が動物について持っているデータと対比した時、有効性が確認できるだろう。病理学的研究およびその他のヒトの病気についての情報は、炭疽、ペスト、それに鼻疽について本当に有効なワクチンを開発しようとしているわれわれにとって大いに役立つだろう。(20)

フェルが言う、「炭疽、ペスト、それに鼻疽について」の「病理学的研究」が先の、それぞれA、Q、それにG報告だ。

これらをどの程度活用してワクチン開発に取り組んだのかはまだ未解明だが、ヒトに対する炭疽のワクチンは今もって安全で確実なものは存在していない。現在の炭疽ワクチンは、戦地に赴く軍人など炭疽に遭遇する危険性が極めて高い場合のみ、副作用を承知の上で接種されている。さらに鼻疽のワクチンはまだない。またペストに関しては、既にみたように、肺ペストに対するワクチンはまだ開発されていない。つまり、フェルがワクチン開発に有効だろうと考えて集めたデータは実を結ばなかったということだ。この原因は集められたデータが不十分だったのか、それとも、そうした開発が時期尚早だったのかどうかの判断はできない。半世紀以上経過してもそれらワクチンは存在していないのだから。ただ、これまでのワクチン開発のありようからすると、フェルがなぜA、G、それにQ報告の病理学的データがワクチン開発に有効と判断したのかがはっきりしない。AおよびG報告の内容は、いくつかのルートで病原体をヒトに接種し、どの程度の潜伏期間で、また菌の数で発病するかをみる実験報告だ。またQはペストによる死者の解剖記録だ。A、G、それにQ報告は、それぞれ内臓がどのようにダメージを受けているかについて記述している。しかしこうしたデータがワクチン開発にどれほど結びつくのかはっきりしない。むしろ、フェルの調査の結果まとめられた、石井機関での人体実験によって得られたデータを記述した「一九人の医学者による六〇ページのレポート」(21)には、各種ワクチンの人体実験の結果が載っている。

医学者であるフェルの、自分が収集したデータについての評価は実験の数やその内容をみた上で、動物実験データと合わせた利用やワクチン開発での使用など、いわば「限定的」だ。他方軍人で情報将校であるC・ウイロビーのフェルの調査およびそれによって得られたデータについての評価はもっと積極的で全面的だ。ウイロビーは七月一七日、極東軍参謀長宛の「細菌戦についての報告」で次のように述べている。

実戦上、米国の利益にとって真に重要な結果は、第一級の何人かの病理学者への熟練した心理学的交渉によってのみ得られた、ということに眼を向けられたい。病理学者がこれらの情報を提供したのは罪に問わないという誓いの結果である。免責以外に、金銭の支払い、現物支給(食料、種々の贈り物、供応)、ホテル券[商品券?]、食事(隠蔽された証拠を探索する地域での、その他)などがある。これら全ての活動に要する費用は15～20万円以下であり、それで米国は20年にわたる研究成果を丸ごと手に入れることができるのだ。(22)

米軍は、ウイロビーが一九四五年秋に調査を開始したときから石井機関の科学者に対して免責を与え、それによって情報を得ようとした。調査着手時から石井機関のデータ・情報をどんな手を使っても入手したいという意志があった、と判断できる。ところがその性急さが落とし穴となって、石井機関および日本軍の情報担当者から足元を見透かされ、人体実験および中国に対する生物兵器使用の事実の暴露に失敗したとみることができる。

ウイロビーは自分の失態をカバーし、人体実験のデータおよび実戦使用による生物戦ノウハウなどを入手するために免責以外に、金銭的便宜を図ることになったのだった。この段階では、いまさら免責を与えても、その効果は少なかっただろう。欲しいデータ、米軍に必要でありまたウイロビーの失態を隠蔽する情報、の入手は金銭で買い取るしかなかっただろう。一九四七年の物価はインフレがひどかったが、郵便代や交通費を元に現在の物価水準と比較すると百ないし二百分の一程度だった。したがって二〇万円は、現在の物価水準では二千万円から四千万円程度となる。

他方で、金銭的対価によって人体実験のデータを渡した、売り渡したことの意味はなんだろう。従来考えられてきたのは、医学者が戦犯免責を与えられその見返りにデータを渡したというものであり、医学者としても、国家としても公表したくない「秘密」をこっそりと渡す代りに、罪に問われないということで裏取引を闇に葬る、という図式だった。しかし実態は違っていた。個人として知られたくない秘密、しかしそれを米国が高く買ってくれる、だから「国のために行った」人体実験で得たデータを売り渡した、ということだ。医学者としてこのことは知られたくないことだろうが、金品で買い取った米国も表に出したくないため、取引の両者にとって闇に葬ることが最善の道だった。七三一部隊の医学者のしたたかさにはあきれてしまう。こうした事実を知ると、人体実験の問題を追及しても多くが知らんぷりを決め込んでいたことに変に納得がいく。

彼がこうした舞台裏を明らかにしたのは、この頃これら経費を賄っていた陸軍省の軍事情報部（ＭＩＤ）機密資金の使用に関して制限が設けられたことがきっかけだった。彼は、軍事情報部の部長により明確に述べている。

フェル博士の報告の情報の入手経費は15～20万円（3～4千ドル）で、これにはある種の支払い、つまり現物支給も含まれている。安いものだ。こうした支出は現在制限されている。フェル博士は報告で、日本の生物戦研究の全貌を知ると同時に、他の調査対象についても同様に有用な情報が得られるだろうと述べている。私は断言する、ＭＩＤ資金の使用についての新たな制限によって、これらの人々に情報提供を促すのがより困難になるだろう。(23)

フェルの調査を引き継いだのはヒルとビクターであり、彼らの最終報告には次の記述がある(24)。

得られた情報には、ヒトの各疾病に対する感染可能性の度合いを各病原体の菌数で示したものがある。こうした情報をわれわれの研究室で得ることは不可能である、それは人体実験に対するためらいのためだ。これらのデータの入手に要した費用は現在までのところ合計25万円であり、実際の研究コストと比べれば取るに足らないものである。

情報入手経費はフェルのときが一五ないし二〇万円であり、一〇万円程度余分にかかったことになる。一九四七年はインフレが加速した年で、電車賃なども何度か値上げされているが、陸軍省はそれに見合った支出の追加を認めたようだ。もっともドル建てでみた場合は、単に円の価値がインフレで下がって、円の見かけ上の数値が上がっただけかもしれない。

極東軍による機密費の支出要求、またフェルの調査をテコに使用制限を撤廃させようとする試みにより、本国の陸軍省ではフェルその後のヒルとビクターが入手した石井機関の医学データは得がたいものだ、という「確信」あるいは「期待」が成立したと考えられる。そしてその「得がたい」実体は米国では実施できない「人体実験」であっただろう。

金品による医学データの買取が、Q報告も「実験データ」の記述とするような、石井機関の情報は何でも「人体実験」データであるという思い込みを生んだ一因だろう。

第七章　ペストからノミの研究へ

新京ペストからノミの研究へ

楽観的見通しの破綻——人為的感染の困難

新京ペストの流行が自然の流行か、それとも石井機関による人為的なものであるかは問わず、その流行に際し患者を多数観察した結果、石井機関が得た教訓は、ペストを兵器として使用する場合には、ノミが必須である、ということだったろう。生物兵器としてペスト菌を使う場合、最も効率的な方法は、ヒトに肺ペストを引き起こさせるような方法、すなわちペスト菌を数ミクロンという細かな粒であるエロゾルにして噴霧することだが、それは当時の技術では実現不可能だった。確実に、大勢の相手をペストにする方法は、ノミにペストを感染させ、それを環境に放出することだ、ということで甘んじなければならないことを新京でのペスト流行を通じて石井たちは悟っただろう。

新京でのペスト流行が終息する頃、一九四〇年一〇月下旬、から石井機関は中国中部での生物兵器攻撃、ペスト菌の撒布作戦を展開した。上海の対岸の街、寧波への攻撃は一〇月二七日の早朝、重爆撃機を使って行われた。爆撃機は高度二〇〇メートルの超低空飛行で進入し、街一番の繁華街、開明街と中山東路との交差点を目標にノミ、穀物や綿などを投下した。このとき使われたノミは、その後の患者発生状況から判断すると、ペスト菌を持ったネズミの血を吸った「ペストノミ」だったと思われる。ノミだけではうまく目標地点に到達しない恐れがあり、また着地のショックを和らげる必要もあって、穀物や綿にまぶして投下したのだった。攻撃に使われたペストノミはハルビンの七三一部隊で増やし、列車で上海を経由して南京の姉妹部隊、栄一六四四部隊（多摩部隊とも言う）に送ったものだった。この攻撃で一〇六人がペストで死亡した（1）。

重爆撃機を飛ばし、高度二〇〇メートルという危険をおかして攻撃した割には、この加害（被害）は期待外れだっただろう。

年が開けた一九四一年二月、石井四郎は関東軍軍医部長、梶塚隆二に、泣き言ともとれる報告を行っている。浜松ゲルトネル食中毒の頃の人為的感染についての自信は完全に失われている。

梶塚隆二軍医中将はハバロフスク裁判の予備尋問で次のように証言している。

一九四一年二月第七三一部隊長石井軍医大佐は、長春市に有った私の事務室に於て部隊の業務に就き私に報告……研究の結果、細菌爆弾の投下が効果の少ないものであることが判明……空気の強度の抵抗力や過度の高温のため……ペスト菌の如き抵抗力の弱い細菌が殆ど一〇〇％死滅するから……此の研究には大きな期待がかけられて居たが、此の期待は裏切られ、細菌によって装填せられた爆弾や砲弾は予期されたような大きな規模で伝染病を広めなかった……

……細菌を「裸」で投下するより、細菌に感染した其の媒介虫、例えば蚤を投下する方が遥かに効果的である……此の問題の研究が尚未完成であり、例えば高空より投下せられた蚤はどれだけの面積に散乱するかと言う問題が未解決の儘残された……（2）

これが石井機関がノミを利用してペスト菌を広めることを真剣に考えるようになった経緯だ。このアイディアの一番のネックはペストを運搬するノミの環境適応能力だった。

ケオピスネズミノミは比較的温暖な地に生息するノミだ。したがって、既にみたように、中国東北部のペストは肺ペストに転化しない限り、冬になれば、寒くなればケオピスネズミノミが活動を停止するため、自然に終息した。石井機関の仮想敵国はソ連だった。ケオピスネズミノミはどの程度まで寒さに耐えられるか、またペスト運搬でそれに代わるノミはないか、といったことも研究課題となった。

新京ペスト以降、ペスト菌をノミの体内に入れたペストノミを航空機からまくことを本格的に考え始めた。寧波その他への細菌攻撃の失敗を教訓にするなら、できるだけ広い範囲にペストノミを撒布し、そしてそれらを長時間生かすことが必要となる。こうしたことを系統的に調べるには、とりあえず大量のノミが必要となる。またこの方向で具体的に兵器化を進めるのであれば、さらに大量のノミが必要となる。大量生産のためにはノミの生態を把握することが必要となる。目的はどうあれ、一連のノミ大量生産のための研究開発には極めて地道な取組みが感じられる。

ノミの研究

三人の研究者

石井機関にはノミの研究者が何人かいた。そのうちペストとの関連でノミの研究をしていたのは三人で、論文発表の時期からすると村国茂、小酒井望、それに平澤正欣だった。三人のそれぞれノミについての論文は表・新京25の通りだ。表で「1‐7」とあるのは「防疫研究報告」第1部の第7号として、また「2‐12」は同2部の第12号として発表された論文という意味だ。また「2‐32」の論文の冒頭に秘とあるのはマル秘の判が押されているということだ。2部の論文には公開を前提としたものと、非公開のものとがある。他方1部の論文の表紙にはゴチックで「軍事秘密」と印刷されており、全てが非公開だ。村国および平澤が発表した1部の論文は、合計六本あるがその全ての表紙に「軍事

表・新京25（その４）

【1】小酒井望　【2】2-576、43.6.21　【3】「絶食ケオピスネズミノミの生存期間に及す温湿度の影響に関する研究補遺」　【4】湿度の低下とともに生存期間が減少、温度が低いほど湿度の影響が大きい。温度の下降とともに生存期間が延びる、仮死状態になる温度の直前が最長のはずだが、それを見極めることはできなかった。輸送温度の問題？

【1】小酒井望　【2】2-617、43.7.18　【3】「自然にケオピスネズミノミXenopsylla cheopis Rothschildに発現せる発疹熱リッケッチアの一例」　【4】防研で保存(飼育)中のケオピスネズミノミ体内から発疹熱リケッチアを検出した(患者が既に発生していたことの説明がつく)。ノミは「ペスト防疫」の研究のため飼育！！

【1】小酒井望　【2】2-626、43.8.30　【3】「ケオピスネズミノミによる発疹熱伝播の研究　第1報　発疹熱病原体に就て竝に飢餓蚤体内に於ける消長(其の1)」　【4】感染した助手(樋口)から分離した病原体を大黒鼠に接種し、それにノミを付着させ感染を起こし、そのノミで健康な大黒鼠を発病させることに成功。感染したノミを飢餓状態に置いても病原体はノミ体内で増殖

【1】小酒井望　【2】2-627、43.8.30　【3】「ケオピスネズミノミによる発疹熱伝播の研究　第2報　蚤の患鼠への吸着日数とリッケッチア出現状態、飢餓蚤体内に於けるリッケッチアの消長(其の2)竝に感染蚤健康蚤の生存日数の比較」　【4】少なくとも2回吸血すれば確実に感染し、感染すれば胃上皮細胞で病原体は増殖する

【1】小酒井望　【2】2-628、43.8.30　【3】「ケオピスネズミノミによる発疹熱伝播の研究　第3報　卵生遺伝に就て」　【4】卵生遺伝はないと判断

【1】小酒井望　【2】2-687、43.9.23　【3】秘「医用昆虫研究室に続発せる発疹熱患者の病原検索と其の疫学的考察」　【4】散発的に1年半にわたり患者発生、こうまでしてノミを飼育する意味、どんな研究をGBKでやっていた？平澤も博士論文の研究はGBKで？

【1】小酒井望　【2】2-844、44.1.23　【3】秘「ケオピスネズミノミ幼虫の消化管内に寄生するGregarinaの一種に就て　其の1　幼虫に於ける寄生状態」　【4】ヤマトネズミノミには寄生しない

【1】小酒井望　【2】2-851、44.2.25　【3】秘「白ネズミの体重曲線と成長方程式」　【4】宇都宮や埼玉県下でのネズミ大量生産は、研究室並みの良好な体躯のネズミを生産している

【1】小酒井望　【2】2-860、44.3.6　【3】秘「ケオピスネズミノミの営繭、蛹化、羽化に及す温度及湿度の影響に就て　第1編　前蛹期及蛹期と温湿度との関係」　【4】温度低下とともに前蛹期・蛹期ながくなる、同一温度だと湿度の差が各期の長さに影響する。羽化率は25～23℃がベスト(発表予定、と書いているが……)最適条件・大量生産

表・新京25（その3）

【1】平澤正欣　【2】京大博士論文、1945　【3】イヌノミCtenocephalus Canis Curtisのペスト媒介能力に就ての実験的研究　【4】サルの特殊実験

【1】平澤正欣　【2】1-64、44.3.20　【3】飢餓蚤の能力に関する研究　【4】飢餓によりてペスト媒介者としての能力減少する事なく、餓死直前まで完全なる能力を発揮す　【5】博士・参

【1】平澤正欣　【2】1-73、44.3.20　【3】撒布蚤の各種環境に於ける生存期間に関する研究　【4】この研究は(ペストの生存期間の解明)、ペスト防疫上極めて重要なる事なり。「撒布せる」という言葉を使っている　【5】博士・参

【1】平澤正欣　【2】1-65、44.3.20　【3】障害蚤の能力に関する研究　【4】蚤が強大なる風圧による機械的衝撃、或いは爆弾炸裂時の爆風圧により障害を受けたる場合に於ける蚤のペスト伝播者としての能力の変化を調査　【5】博士・参

【1】平澤正欣　【2】1-74、44.3.20　【3】蚤飼育用鼠の運動制限に関する研究　【4】大黒鼠約700匹を用い各種の運動制限法を施し、蚤飼育用吸血源としての価値を検討　【5】博士・参

【1】小酒井望　【2】2-453、42.12.30　【3】「マウス及モルモットを用いたるケオピスネズミノミ飼育の一実験例」　【4】次第に適応するようだ、マウスの方が床との関連で良好、モルモットだと水分過多、大黒鼠以外に「餌」を広げたい

【1】小酒井望　【2】2-463、43.1.9　【3】「ケオピスネズミノミ幼虫の齢期判定法」【4】第1期は既知、第2期と3期との区別は大顎の幅によるべき

【1】小酒井望　【2】2-476、43.2.18　【3】「ケオピスネズミノミ幼虫に及す低温の影響に就て　第1編0℃乃至−14℃の低音に於ける露出時間と生存の関係竝にヤマトネズミノミ幼虫との低温に対する抵抗性の比較」　【4】これは対ソ戦を考えていた、それとも冬季満州で？

【1】小酒井望　【2】2-517、43.4.13　【3】「ケオピスネズミノミ幼虫の高温に於ける営繭、蛹化の現象に就て」　【4】最高は36℃・湿度95％、33℃湿度70～100％、営繭と湿度とは密接な関係がありそう、増殖の最適条件を探る、大量生産に必須

【1】小酒井望　【2】2-536、43.5.16　【3】「ケオピスネズミノミ卵に関する研究　殊に孵化日数及孵化率と温湿度の関係に就て」　【4】孵化率が最大となるのは27～30℃で湿度90％前後、孵化の高温限界は35℃、これも大量生産を見据えたもの

表・新京25（その２）

【1】村国茂　【2】2-192、41.12.22　【3】秘「『けおぴすねずみのみ』(Xenopsylla cheopis Rothsehild) ニ関スル実験的研究」、第4編「飢餓成虫ノ体重減少ト、吸血後ノ体重増加トヨリ観タル蚤ノ吸血欲」　【4】①絶食24時間は可能②2日目、顕著な体重減少、半減③以後漸減する、5日には3～4分の1まで減少(対象と比して)、しかしノミは生きている④吸血環境に戻すと2日には体重を回復　【5】博士・主

【1】村国茂　【2】2-201、41.12.30　【3】秘「『けおぴすねずみのみ』(Xenopsylla cheopis Rothsehild) ニ関スル実験的研究」、第6編「成虫ノ体躯ノ前後軸長並ニ上下軸長測定成績」　【4】従来のデータは雄については過小であり、雌については過大　【5】博士・主

【1】村国茂　【2】2-215、42.1.16　【3】秘「『けおぴすねずみのみ』(Xenopsylla cheopis Rothsehild) ニ関スル実験的研究」、第8編「成虫ノ跳躍能(垂直移動)測定」　【4】垂直跳躍能力は2cm以下はありえず、また9cm以上もありえない　【5】博士・主

【1】村国茂　【2】2-218、42.1.1　【3】秘「『けおぴすねずみのみ』(Xenopsylla cheopis Rothsehild) ニ関スル実験的研究」、第7編「成虫ノ跳躍能(水平移動)測定」　【4】雄より雌の能力が高い、20cmを超すものはない、平均は10cm弱　【5】博士・主

【1】村国茂　【2】2-245、42.2.7　【3】秘「『けおぴすねずみのみ』(Xenopsylla cheopis Rothsehild) ニ関スル実験的研究」、第2編「成虫ノ組合セト繁殖」　【4】ケオピス気候などといっても、それは最適な大量生産条件？!　雌雄の比は雌が若干上回るのが最適で、生まれてくる幼虫は40～60％で、まあ妥当なところだろう　【5】博士・主

【1】村国茂　【2】2-251、42.2.19　【3】「殺蚤剤ニ関スル実験的研究」、第2報「酒精、石炭酸及ビ昇汞ヲ以テスル実験」　【5】博士・参

【1】村国茂　【2】2-269、42.3.17　【3】秘「『けおぴすねずみのみ』(Xenopsylla cheopis Rothsehild) ニ関スル実験的研究」、第10編「成虫分離器ノ考案」　【4】科学的厳密性を旨とするノミ採集・分離に必要　【5】博士・主

【1】村国茂　【2】2-344、42.4.20　【3】秘「『けおぴすねずみのみ』(Xenopsylla cheopis Rothsehild) ニ関スル実験的研究」、第9編「人工飼育ノ可能性ニ就テ」　【4】大量生産のためには大黒ネズミでは間に合わない。脱繊維山羊血でも産卵はしたが、3代目で絶滅　【5】博士・主

【1】村国茂　【2】2-618、43.7.30　【3】「飼育用吸血原大黒鼠ノ性別ト『けおぴすねずみのみ』ノ繁殖トノ関係」　【4】博士論文外

表・新京25　ノミの論文リスト

以下の順に列記した：
【1】著者　【2】発表年月・雑誌　【3】論文タイトル　【4】結論　【5】備考

【1】村国茂　【2】東大博士論文、1946　【3】ケオピスネズミノミ(Xenopsylla cheopis Rothschild)に関する実験的研究

【1】村国茂　【2】1-7、1940.7.30受付　【3】「絶食蚤(X. Cheopis Rothsehild)ノ群居ガソノ生存ニ及ボス影響ニ関スル実験的研究」　【4】蚤の保管および運搬の実際に即した観察、ハルビンから南京あ、さらに寧波へ運搬し、使用することを想定したもの。「絶食蚤の生活力と種々なる外部環境との関係を詳細に知ることは吾々に取りて不可欠の知識なり」　【5】博士・参、注：本論文のみCheopisのcが大文字。他はすべて小文字。

【1】村国茂　【2】2-12、40.4.18　【3】「蚤ノ向色性ニ関スル小実験」　【4】それぞれ自分に近い色に引き寄せられる　【5】博士・参

【1】村国茂　【2】2-32、40.5.31　【3】秘「温度並ニ湿度ト絶食『けおぴすねずみのみ』(Xenopsylla Cheopis Rothsehild)生存期間トノ関係」　【4】22℃76%で15日から30日生存→→→1部7号の論文に　【5】博士・参

【1】村国茂　【2】2-68、40.8.22　【3】秘「殺蚤剤ニ関スル実験的研究」、第1報「(クレゾール)石鹸ヲ以ッテスル実験」　【5】博士・参

【1】村国茂　【2】2 - 84　【3】「明礬及び硫酸アンモニウムの清澄作用に関する小実験」　【5】博士・参

【1】村国茂　【2】2-158、41.8.20　【3】「『けおぴすねずみのみ』(Xenopsylla cheopis Rothsehild) ニ関スル実験的研究」、第3篇「水面ニ浮ビアル蚤成虫ニ及ボス水温ノ影響」　【4】ノミの滅菌には50℃以上で30秒以上、45 - 50℃では5分を必要　【5】博士・主

【1】村国茂　【2】2-165、41.8.16　【2】「『けおぴすねずみのみ』(Xenopsylla cheopis Rothsehild) ニ関スル実験的研究」、第5編「成虫ノ遁走ヲ許サザル最大間隙隔ノ測定」　【2】メッシュなら0.55mm以内、一方向だけなら0.25mm以内。冒頭部分、BW用研究　【2】博士・主

【1】村国茂　【2】2-188、41.12.12　【3】秘「『けおぴすねずみのみ』(Xenopsylla cheopis Rothsehild) ニ関スル実験的研究」、第1編「成虫ノ交尾、吸血、産卵並ニ寿命ノ相互関係」　【4】①幼虫時代に摂取したエネルギーで生存可能②成虫の餌は、吸血のみ、代用食はだめ③吸血や交尾欲は羽化後すぐに発揮④吸血は雌の産卵のために必要不可欠⑤雄の吸血は子孫を残す確率を高める　【5】博士・主

秘密」と印刷されている。

2部の12号（村国論文）は一九四〇年四月受理で、８６０号（小酒井論文）は一九四四年三月六日受理であり、2部の論文は四年間に九〇〇本近く刊行されている。他方1部は、7号（村国論文）の受理が一九四〇年四月一八日で、74号（平澤論文）のそれは一九四四年三月二〇日であり、四年間に八〇本程度、2部の十分の一程度しか刊行されていない。

表・新京25にあるように、村国と平澤はそれら一連のノミの研究で、村国は一九四六年三月三一日付けで東大（国会図書館の請求記号UT51-61-F123）、平澤は一九四五年九月二六日付けで京大（請求記号UT51-60-Q534）から博士号を得ている。二人の博士論文は国立国会図書館の関西館に保管されている。

村国の博士論文は2部に発表した一〇本が主論文となっている。表・新京25の備考欄に博士・主とあるものがそうだ。このうち第１５８号と第１６５号以外は全てマル秘の論文だ。表の備考欄に博士・参とある六本を参考論文として付けている。村国が博士論文の主論文を発表したのは一九四一年夏から、翌四二年春にかけてである。つまりこの時期、彼も石井機関もケオピスネズミノミの研究に本格的に取り組んだ、ということだ。ケオピスネズミノミの研究を引き継いだのが、一九四二年四月に短期現役の軍医中尉として防研に入った小酒井望だった。彼は四二年の暮れに、彼にとって最初のケオピスネズミノミの研究論文を発表している。

平澤の博士論文はイヌノミについてだったが、彼もノミ一般の研究を行っている。それが1部の四本の論文であり、博士論文に参考論文として付けられている。

表・新京25を作ったのは、石井機関におけるノミ研究の流れをみるためである。時期的には次のように分けることができる。

①一九四〇年の春から夏まで（村国の初期の研究）
②一九四一年の夏から、翌四二年春まで（村国の博士論文）
③一九四二年末から四四年春まで（小酒井の研究、平澤の博士論文）

①と②の間には重要なことが二つ起きている。ひとつは新京のペスト流行（一九四〇年の秋から冬にかけて）、もうひとつは石井機関による中国中部の寧波などへの航空機を使ったペスト菌攻撃の実行である（一九四〇年一〇月）。

ノミの保存・運搬

①の時期は、石井が今後はノミの研究を重視すると梶塚に報告する以前だが、その時期の村国の論文は四本あるが、そのうちの二本、1-7論文と2-32論文、は秋の中国中部への細菌（ペスト）攻撃実施を準備する過程で生まれたものと考えることができる。その内容をみてみると、2-32論文で、

摂氏二二度、湿度七六%でケオピスネズミノミは一五日から三〇日間生存することを確認している。これが生存期間を最長とするためのベストの条件ということだ。1‐7論文はこの条件を踏まえて、実際にこのノミを輸送するにはどの程度まで容器に詰め込むことができるかを調べた結果だ。この研究はノミの保管および運搬の実際に即した観察であり、ハルビンから南京あるいは、さらに寧波へ運搬し、使用することを想定して行われたものだ。この論文の初めの二つのパラグラフは次の通りだ。

> 蚤（Xenopsylla Cheopis Rothsehild, 1903）成虫がPest病毒媒介者たることは既に明らかなり、依って一旦吸血原を離れて再び新寄生主に到達する迄の所謂絶食蚤の生活力と種々なる外部環境との関係を詳細に知ることは吾々に取りて不可欠の知識なり。
>
> 　或る容器内の絶食蚤の数の多少が彼等の生存に対し如何なる影響を有するものなりやと言う事は……絶食蚤の保存上必要なる予備知識なるのみならず、延いてはその運搬に際し第一に考慮せらるべき条件なり。（3）

村国が行った実験は1から3まで三種類あるが、基本は一定数のノミ、n匹が集団生活を送るとき何日間生存するかを見極めるものだ。1は、各種の容器にn匹のノミを入れ、そのまま観察を続け、何匹が何日間生き延びるかをみるものだ。2は、容器にn匹のノミを入れ、日々死んだノミを取り出すとともに、それと同じ数のノミを容器に入れて、新たに入れたノミの数がn匹となるまでに何日かか

表・新京26　村国のノミ論文の分類

番号	研究要素	具体的内容	論文号数
1	生物としてのノミの生態（寿命、生殖、吸血…）	餌をやる頻度。吸血させる頻度。吸血の必要性の有無	2-188、2-192
2	ノミの身体機能（体重、寿命、生殖、吸血…）	ノミ培養缶の深さ。缶をふさぐ網目の大きさ。ノミ容器の大きさや機能	2-165、2-201 2-215、2-218
3	最適生存条件（温度、湿度、光…）	ノミ培養部屋の温度や湿度。培養する場合の雄雌の最適の比率。ノミ分離器	2-245、2-269 2-344

るかをみるものだ。3は、2とほぼ同じだが、日々補給するノミは最初のn匹と同じ条件で飼育されているものを使用する点が違っている。

村国は実験1～3について、1は科学的厳密性を欠くが、「実際問題としてA内にn匹の蚤を収容し保存又は運搬する場合、斯くの如き情況の下に於ける生死の如何を知ることが必要」としている。他方2については「実際問題としては起り得ざる」とし、3については「最も正確なる観察と考え得れども実際的ならず」としている。

最終的な結論は、「同一数の蚤を保存又は運搬するに際し、容器の占むる容積一定なる時は小なる容器を多数使用し、之に分割収容して保存又は運搬する事が如何に有利なるかを明示するものなり。即はち蚤は一度に多数1容器に収容すべからざるものと結論す」(4)。具体的には、ノミ一〇〇匹収容できる試験管（径が九ミリ、長さ一〇五ミリ）とその五分の一の容積の試験管（径四・五～五ミリ、長さ六五ミリ）での生存を比べている。前者に入れた一〇〇匹は三日目に全滅したのに対して、後者に二〇匹ずつ入れられたノミは、三日目に八九匹生存、半分になるのは五ないし六日目で、全滅したのは一〇日目だった。

これらの論文で明らかにしている、実際的で効率的な運搬方法はとり

表・新京27　小酒井のノミ論文の分類

番号	研究要素	具体的内容	論文号数
1	吸血原。成長の速度	(適)はマウスかモルモットか。ノミの成長度合いの測定	2-453、2-463
2	環境	温度・湿度への適応。ノミ培養の最適条件。寒冷地への適応可能性	2-476、2-517 2-536、2-576 2-860
3	大量生産	ネズミ生産地の飼育方法	2-851
4	培養中の事故 （寿命、生殖、吸血…）	発疹熱の発生 吸血の必要性の有無	2-617、2-626 2-627、2-628 2-687
5	ノミの種類	ケオピスネズミノミのヤマトネズミノミと比べての特質	2-844

あえず、一九四〇年の中国中部地区への細菌攻撃に備えて行われたものだ。この頃はまだ、ノミはペスト菌撒布の本命とは位置づけられておらず、攻撃開始を間近に控えた暫定的な研究だったかも知れない。

本格的研究は、ノミの運搬輸送より、ノミの大量生産の研究の開始とともに幕を開ける。

ノミの大量生産

ノミの兵器化の本格的研究を最初に担ったのも村国だった。彼は一九四一年夏から翌四二年春にかけてノミの大量生産および輸送のための基礎的研究を行った。それを引き継ぎ、実践的・実用的研究を行ったのが四二年末から四四年春にかけての小酒井だった。この研究の目的を明確に書いているのが村国の2-165論文で、これは「P攻撃用武器たるP菌感染蚤輸送容器製作に当り……」という言葉で始まっている。Pはペストのことだ。

村国による大量生産や輸送のための研究はおおむね表・新京

26の要素からなっている。

同じように小酒井の論文を分類してみる。

小酒井の論文からみると、石井機関では一九四四年初めまでにノミ（ペスト菌を媒介するケオピスネズミノミ）の大量生産体制ができていたか、あるいはそれが完成しつつあったと判断できる。しかしそうした達成の陰で、ペスト大量生産の研究を続けていた東京の軍医学校の防疫研究室では一年半にわたり、作業員が発疹熱に苦しめられていたことを4の論文は示している。それは実験室、作業室に大量のノミが飼育されていたことを示している。ノミを大量に生産することは石井機関の目的からすれば当然のことだ。しかし一般の研究者にとって、若干のノミを飼育し、各種の感染症を研究することはあるが、ノミの大量生産は「何故？」と思うだろう。小酒井はノミを大量に飼育し、その影響もあって発疹熱が発生したことについて「当研究室に於てはペスト防疫研究の目的にて石油缶に大黒鼠を給血原として鋸屑を蚤床としてケオピスネズミノミを飼育しつつあり」(5)と書いている。「防衛目的」の「飼育」の実態はノミを飼うだけではなく、「P攻撃用武器たるP菌感染蚤」の「大量生産」の研究開発それに生物戦の試行だった。

ノミの大量生産をする場合、発疹熱の発生はよくあることのようで、七三一部隊では一九四〇年の中国中部へのペスト菌攻撃の準備作業の最中にも患者を出している。当時部隊員だった軍医は「発疹熱の業室感染例」で次のように書いている。

……即ち昭和15年6月20日より10月8日に至る間、大連、奉天、新京其他の地方より実験動物としてドブネズミ Rattus Norvegicus 多数と其他満州二十日鼠、満州セスジネズミ、ハタリス等多数を購入し、此等鼠族の蒐集補給及飼育作業を行ふ他、ケオプスネズミノミ、ヤマトネズミノミ増殖作業を実施せる作業者に限り多数の患者を出せる……斯くの如く此等多数の鼠族と同居し在りしに因り此等鼠族中に保有せられ居りし病毒が鼠蚤の刺螫を通じ、或は一説に謂う如く鼠族の排泄物を介して人体に侵入し罹患せられたるものと思考せらるるなり。(6)

業室感染まで出して大量生産されたノミの体内にペスト菌を入れてペストノミとする。それはペスト菌に感染させたネズミにノミを付け、血を吸わせることで行われる。小酒井はそのプロセスを発疹熱の病原体、リケッチアについて詳しく書いている(7)。この方法はペストノミの生産に使われていたものだろう。

発疹熱罹患鼠にケオピスネズミノミを吸着せしめ置けば、蚤体内に……吸着日数の増加と共に漸次リッケッチアの証明率が増加し10日にて100%に証明さる。然らば100%に蚤を感染せしむるには患鼠に10日間給血せしめざるべからざるや、乃至は数日間給血せしむれば、更に短縮して1回給血せしむれば爾後は患血を与えざるも一定の期間を経れば感染率100%となるや否やに関しては何等の報告なし。

……

給血4、5日のリッケッチア出現率小なる時に既に感染率100%なり。且一度感染せる蚤は更に吸血せざるもリッケッチアは胃上皮細胞内にて増殖し、一生病毒を保有すべし。吸血1回にても感染する蚤あるも、100%感染せんには少くも2回以上の吸血を要すべし

撒布されたノミの生命力

一九四二年末から四四年春にかけては、もうひとり平澤もノミの研究論文を発表している。彼が七三一部隊のパイロットでもあり、戦死したことはすでにみた。平澤の論文は四本とも受理年月日が一緒で、どれも「防疫研究報告」の1部に発表されている。そのためだろうか研究の目的を直裁に述べている。あるいは研究目的を直裁に書いているので1部にまわされたのだろうか。

そのタイトルが目的を明確に示しているのが1-73論文の「撒布蚤の各種環境に於ける生存期間に関する研究」だ。この論文の緒言には「地上に撒布せられたる蚤が適当なる宿主を発見して之に附着するまで、絶食せる儘自然状態に於て何日生存するやを知る事はペスト防疫上極めて重要なる事なり」という文言がある。ここは防疫の際には、ノミ退治を手当たり次第に行うのではなく、ノミにとって生存条件が厳しいところは後回しにして、生存条件が整っているところのノミから手始めに駆除できることになる、ということを強調しているのだろう。しかし実際にペスト流行となったときに、ある

いはペスト菌攻撃を受けたときにそんな悠長なことをやっていられない。

この研究は実際には、石井機関として「P攻撃用武器たるP菌感染蚤」攻撃の有効性を確実にする研究であることは明らかだ。

ノミを置いた物質は以下の二八種類で、これらを屋外に放置し、毎日ノミの状況を観察した。さらにこのうちの四種類は比較対照のため実験室内に置いた（29-32）。実施時期は一九四三年一一月から翌年二月まで、冬季である。実施場所は東京の軍医学校防疫研究室だった。

1雑草、2鋸屑、3平坦地面、4藁、5枯草、6落葉樹葉、7畑土壌、8樹林内雑草、9枯葉、10海水、11アルカリ性泥土、12煉瓦、13コンクリート、14清水、15下水、16屋根瓦、17アスファルト、18硝子円筒、19木板、20水田泥土、21窓硝子用パテー、22石、23白色タイル、24天幕、25砂、26鉽力板、27焼成珪藻土、28小石砂利、29硝子円筒、30窓硝子用パテー、31鋸屑、32焼成珪藻土

ノミが一番長生きした環境は、長生き順でみると一番が3平坦地面で最長三三日、平均で一四日だった。次が1雑草・12煉瓦だった。この結果から判断すればペストノミを撒布するには、平坦で草のある芝生上がベストということになりそうだ。

逆に、ノミが二日以上生存できなかったのは、16屋根瓦、17アスファルト、19木板、21窓硝子用パ

テー、22石、23白色タイル、24天幕、25砂、26鉄力板、27焼成珪藻土、28小石砂利だった。特に条件が厳しかったのは26鉄力板で一日以内に全部死滅した。

この実験で分かったことは、ノミが直射日光に弱く、また急激な温度上昇にも弱いことだった。そのため実験室内では屋外と比べ長期間生存し、29硝子円筒で最長一六日間、平均一〇・四五日。30窓硝子用パテーではそれぞれ一七日と一〇・一〇日。31鋸屑で一一日と六・三五日。32焼成珪藻土で三日と一・七〇日だった。珪藻土で寿命が短くなるのはノミが珪藻土の粉末に包まれてしまい呼吸困難となるためだった。

論文の結論部分を要約すれば以下の通りだ。

* ノミの生存日数は平均気温および湿度によるところ大
* また、場所・物質による違いも大
* 平坦地面および雑草地で生存期間が長いのは、ノミの背光性により草陰や土砂の間に入り込むためと推測
* 「普通程度」の雨は生存期間に影響を与えない
* 鉄板など堅いものは日光を受け、表面温度が上がるため生存日数は短くなる

「四季を通じて東京に於て、屋外にて剛性地物上に撒布せられたる蚤の平均生存日数は2日以下にして、最も長きものにても4～5日以内に死亡するものと判断せらる」。

爆弾に詰められたノミ

石井は一九四一年二月、梶塚に細菌爆弾だとペスト菌など細菌が爆風でほとんど死滅してしまうと報告している。爆弾の爆風でノミも一定の損傷を免れることはできない。1-65論文はそうしたノミの損傷の研究だ。この論文の第5章、総括は「蚤が強大なる風圧による機械的衝撃、或いは爆弾炸裂時の爆風圧により障害を受けたる場合に於ける蚤のペスト伝播者としての能力の変化を調査する為、実験的に小顎鬚を第2環節……」と書いている。

以下は1-65論文の結論だ。

ケオピスネズミノミX……の小顎鬚を第2環節に於て切断し……ペスト媒介者としての能力を実験し次の結論を得たり。

1) 生存日数は著しく短縮して1／3以下となり障害の程度に平行す。温度湿度の変化する場合は影響更に大にして、脚半分を切断すれば全部一日以内に死亡す。

2) 吸血能力は障害によりて影響を受くる事少く、脚半分を切断するも全部吸血す。

3) 蚤跳躍の原動力は後脚にして他の脚は補助の用を為すに過ぎず。後脚の他に補助の脚が1本あれば完全なる跳躍能力を発揮すれども、補助の脚が無ければ跳躍し得ず。

これは、脚の障害を受けると寿命は短くなるが、後脚が一本あれば吸血能力も保持され、ペスト菌の運搬手段とし有効だということだ。これらノミは飢餓的状況に置いても石井機関の目的にとっては問題のないことを明らかにしたのが1-64論文で、結論として「要之蚤は飢餓によりてペスト媒介者としての能力減少する事なく、餓死直前まで完全なる能力を発揮す」と書いている。

ノミがどの程度の障害に耐えられるかを調べていることからすれば、ノミの効率的な大量生産のために、ノミが吸血するネズミが動き回らないよう四肢を切断し、それによってノミが確実に取り付き、吸血する条件を検討することも当然の流れなのだろう。それが1-74論文だ。その結論は、1-65論文同様すさまじいものだ。

1) 大黒鼠約700匹を用い各種の運動制限法を施し、蚤飼育用吸血源としての価値を検討し次の結論を得たり。

2) 四肢切断法は何等の資源を要せず操作簡単にして成績最も良好なり。金網籠収容法は成績第2位なり。

3) 蚤を附着せざる場合四肢切断鼠の平均生存日数は27.1日にして、金網籠収容鼠は4.6日なり。

4) 運動制限を施さざる鼠を直接蚤床の上に入れて蚤飼育を行えば増殖成績甚だ悪し。

理論的には四肢を切断して、運動制限した方が、ノミの増殖およびペストノミ生産にとって効率的なのだろうが、実際には切断作業の量が過大になるためか、そうした方法は採用されなかったようだ。

ノミが生み出した学位論文

これまでに、村国の博士論文の主論文となった一〇本の論文、それと平澤の博士論文の参考論文として付けられた四本の論文の概略をみた。

先に記したように、村国の一〇本の論文のうち八本にはマル秘の判が押されている。それが軍医学校防疫研究室の刊行物であることは明確であり、マル秘の意味は軍事的な意味合いでのマル秘であることははっきりしていた。2-165論文には「P攻撃用武器たるP菌感染蚤輸送容器製作」という記述もあった。他方、平澤の参考論文四本は、「防疫研究報告」第1部の論文であり表紙には「軍事秘密」と印刷されていた。

平澤の博士論文の主論文はどんなものだろう。先ず形式からみていく。その主論文は「陸軍便箋（東京小津納）」（縦書き）の文字が入った便箋にタイプ印刷（横書き）されている。その表紙にはタイトル以外に、「満州第七三一部隊（部隊長陸軍軍医中将石井四郎）陸軍軍医少佐平澤正欣」とあり、さらに朱色で「軍事秘密」の判が押されている。主論文は総ページが二〇ページほどの薄いものだ。

村国の博士論文も、平澤のそれもともに軍事研究の成果であり、それゆえに「軍事秘密」の判が押されていた。それを東大も京大も博士論文として受け入れた。これは形式上の問題点だ。内容はどうだろう。

平澤の博士論文の主論文をみていく。彼のこの論文のきっかけは新京ペストの原因が、犬猫病院で治療を受けた農安の犬に付いていたイヌノミに由来することを立証したいということだった。それにはまず、イヌノミがペストを媒介するかどうかの確認が出発点だった。Ⅶに「特殊実験」とあるが石井機関ではこれは十中八九まで「人体実験」を意味している。

第三実験成績

……

Ⅶ特殊実験

イヌノミの保菌後3日目のものを用い下表の如く1匹、5匹、10匹の3群に分ち、サルの大腿部に附着せしむるに次の成績［下の表］を得たり。

発症サルは附着後6―8日にして頭痛、高熱、食思不振を訴え、同時に局部淋巴腺の腫脹、圧痛、舌苔、眼結膜充血を、其の他典型的なる腺ペストの症状を示せり……

発症サル中1（10匹附着のもの）は39度以上を5日間持続し、発病6日目（附着後13日目）に死亡せり。剖検所見に於て脾、肝、鼠蹊淋巴腺は顕著なるペスト病変を呈し、又各臓器の塗抹培養により脾、肝、肺、琳派腺よりペスト菌を多数検出せり

イヌノミによるサル攻撃

区分	供試数	感染発症数	感染率
1 匹附着	3	0	（0%）
5 匹附着	3	1	（33%）
10匹附着	3	2	（66%）

竝にイヌノミによるサル の感染発症死亡を確認せり

引用中に「発症サルは附着後6—8日にして頭痛、高熱、食思不振を訴え」とある。サルが高熱を出しているかどうかの確認は可能だ。また食思不振であるかどうかも判断できる。しかし、サルが頭痛に苦しんでいることはどうしたら、把握できるのだろう。このサルはペストによって死亡し、解剖され臓器にペスト病変があることが確認され、任務を終えた。

平澤のイヌノミの実験についての論文の結論は以下の通りだ。

1)　特殊実験として「サル」について感染実験を行っている、このサルの平熱は36度7分程度

2)　イヌノミもペストの感染力をもつが、ケオピスネズミノミと比べると体内でのペスト菌の減少が早い、他方ケオピスではイヌノミで減少し始める頃から菌が増加し始める

結論の1)からは、イヌノミもペストに感染させて直ぐにヒトに対して使用するというような状況ではペストノミとなりうることを示している。

この論文に対して京都大学医学部は博士号を平澤正欣に与えた。

終章　もうひとつの疫学

日本での疫学による達成は、英国で医学を学んだ海軍軍医の高木兼寛による脚気の研究が有名だ（一八八四［明治一七］年）。その後、日本医学がドイツ流の、細菌学による診断を重視し、患者や病気の社会的背景を幅広く見ようとする疫学を軽視する風潮があった。他方、陸軍は森林太郎以来、ドイツ医学の牙城だった。その陸軍の石井機関が疫学的研究に大規模に取り組んだ。石井機関は生物兵器研究開発部隊だった。

石井機関は一九三六年、浜松で起きた集団食中毒、一九四〇年の主に新京（長春）で発生したペストの流行に「疫学」の観点で取り組んだ。

浜松での疫学研究によって、そのときの中毒の原因となったゲルトネル菌の生物学的性格をつかみ、感染方法を会得し、感染力および発病後の毒性の強さを認識した。それがゲルトネル菌の実戦使用を試みることにつながった。そしてもしかしたらそれが、一九四二年の石井機関の大失態、中国中部の浙贛地方での胃腸系病原体の大量撒布による一万人を超す日本兵の被害をもたらしたかもしれない。

こうした疫学の「悪用」は、「公害」被害が特にひどかった一九七〇年代に、疫学が広い視野から被害をみることで被害者救済に貢献した歴史を知る人間には意外な側面である。当時、病原体あるいは毒物が原因による被害であること、すなわち従来の医学や毒物学による因果関係の立証が困難な事例が多かった。そうした状況の下で疫学は救いの神にみえた。しかし、疫学も科学であり、それをどう使うかによって神にも悪魔にもなるということだろう。

表・新京28　人および家畜に附着しているノミの種類（高橋論文(2部515号)の第21表）

蚤の種類	人(2)	犬(12)	猫(1)	シマリス(1)
Xenopsylla cheopis	2	3	1	0
Pulex irritans	2	53	0	0
Ctenocephalides canis	0	217	0	0
Ctenocephalides felis	0	0	25	0

新京での疫学は、最初から権力者による威圧的様相で立ち現れた。以下の表・新京28は、高橋正彦の2-515論文の第21表だ。タイトルから分かるように、ヒトに付いているノミの数をカウントしている。こうした研究熱心さが「日本の防疫班による女たちへの猥褻行為」(1)を生み出すのだろう。研究のためには人体実験でヒトを殺すことも厭わないのだから、猥褻行為など研究のためには目をつぶれということだろうか。

しかし、戦前とは言え、日本国内で女性相手に身体に付いたノミの数を男性軍医が調べるなどということをしただろうか、できただろうか。これは植民地中国だったから可能な「調査（研究）」だっただろう。疫学を徹底的にやるには、公害裁判などの例とは異なり、権力が必要なことが感じられる。権力者・植民者であれば徹底した、漏れのない疫学調査が可能となる。そのように考えると、植民地を多く持っていた英国で疫学が発達したことはなるほどと頷ける。

権力者による威圧的なものではあったが、新京での疫学調査の結果は、そのペスト流行が人為的なものではないことを明らかにしている。そして、農安の調査と合わせて、石井四郎に病気の感染を人為的に引き起こすのがいかに難しいか、環境という自然条件を無視しては人為的感染を起すことができないことを教えた。その結果、ノミを使ってペストの流行を作り出すことに本格的に取り組むことになった。こうして石井機関はペスト菌の兵器化に具体的な一歩を踏み出した。

参考文献

序章

（1）滝谷二郎、『殺戮工廠・731部隊』（新森書房、1989年4月）、p.159

（2）http://www.ikagaku.co.jp/bac/salmone.html

第一章

（1）今瀬一夫、小口亘「浜松市に於けるゲルトネル氏菌罹患者多発に関する原因調査報告」、「防疫研究報告」第2部第399号、受付：1936年6月、pp.3-4

（2）「食物中毒に関する座談会」、『日本医事新報』717号、1936年6月6日号、pp.9-10／pp.1961-1962

（3）同上、p.10／p.1962

（4）北野正次、「防疫秘話」その2、『日本医事新報』1948号、1961年8月26日号、p.57

（5）今瀬一夫、小口亘、399号、p.1

（6）佐藤俊二、板倉純、吉田徹、内藤良一「浜松第一中学校生徒食中毒死亡者の罹患状態に就て　附二次感染に就て」「防疫研究報告」第2部第418号、受付：1936年6月、p.13

（7）北野、「防疫秘話」その2

（8）この表は『日本医事新報』、717号に掲載のもの

（9）北野、「食物中毒に関する座談会」での発言、『日本医事新報』717号、p.16／p.1968

（10）白川初太郎「陸軍糧秣本廠食中毒ゲルトネル氏菌の生物学的性状に関する研究」、『防疫研究報告』第2部第440号、

受付：１９３３年６月、p.18

（11）西俊英「ゲルトネル氏腸炎菌に依る食中毒」『軍医団雑誌』２９１号、受付：１９３７年、pp.1195-1204

（12）西、同上、pp.1198-9

（13）秋葉、「食物中毒に関する座談会」での発言、『日本医事新報』７１７号、p.19／p.1971

（14）今瀬、小口、２部３９９号

（15）「食物中毒に関する座談会」、『日本医事新報』７１７号、１９３６年６月６日号、p.21／p.1973

（16）北野、「食物中毒に関する座談会」での発言、『日本医事新報』７１７号、p.15／p.1967

（17）北野、「防疫秘話」その２

（18）「食物中毒に関する座談会」、『日本医事新報』７１７号、p.21／p.1973

第二章

（1）「食物中毒に関する座談会」、『日本医事新報』７１７号、１９３６年６月６日号、p.21／p.1973

（2）白川初太郎、江口豊潔、若杉豊市「浜松市に於ける食中毒菌検索成績」「防疫研究報告」２部第３８８号、受付：１９３６年７月、p.12

（3）今瀬一夫、小口亘「浜松市に於けるゲルトネル氏菌罹患者多発に関する原因調査報告」、「防疫研究報告」第２部第３９９号、受付：１９３６年６月、pp.3-5

（4）「食物中毒に関する座談会」、p.7／p.1959

（5）今瀬、小口、２部３９９号、p.4

（6）北野政次、「防疫秘話」その2、『日本医事新報』１９４８号、１９６１年８月26日号、p.58

（7）「食物中毒に関する座談会」、『日本医事新報』７１７号、１９３６年６月６日号、p.21／p.1973

（8）同上

（9）同上

（10）今瀬、小口、399号、pp.25-27
（11）板倉純「浜松市食中毒と鼠との関係に就て」「防疫研究報告」第2部第419号、受付：1936年6月、p.2
（12）今瀬、小口、2部399号、p.25
（13）今瀬、小口、2部399号、pp.25-27
（14）今瀬、小口、2部399号、pp.20―21
（15）今瀬、小口、2部399号、p.24
（16）今瀬、小口、2部399号、p.22
（17）佐藤大雄「餡中に於てゲルトネル氏菌は増殖し得るや其の数量的検査に関する研究」、「防疫研究報告」第2部第417号、受付：1936年9月、p.13
（18）今瀬、小口、2部399号、p.43
（19）内藤良一「各種食用澱粉性粉末就中浜松市三好野に於て大福餅製造時使用せる澱粉中にゲルトネル氏菌が増殖し得るや否やに関する実験」、「防疫研究報告」第2部第409号、受付：1936年6月、p.2
（20）今瀬、小口、2部399号、p.44
（21）内藤、2部409号、p.12
（22）今瀬、小口、2部399号、p.27
（23）今瀬、小口、2部399号、p.45
（24）井上隆朝、「防疫研究報告」第2部第320号、受付：1941年6月（ただし実際に研究した時期は1934年、その研究が改めて見直され、陽の目をみたということだろう）
（25）丸山茂ビデオインタビュー（七三一部隊ビデオ作成チームによる）、1997年9月28日
（26）七三一研究会編『細菌戦部隊』晩声社、1996年8月、p.225
（27）常石敬一『標的・イシイ』大月書店、1984年12月、pp.141-2

第三章

（1）満州国史編纂刊行会『満州国史』各論、満蒙同胞援護会、１９７1年、pp.1208-9
（2）武藤富男『私と満州国』文芸春秋、１９８８年、pp.271-2
（3）日本軍の謀略を主張するものに次のものがある：解学詩「新京ペスト謀略――１９４０年」（訳江田いづみ）、『戦争と疫病――七三一部隊のもたらしたもの』本の友社、１９９７年、pp.73-145
（4）表・新京1～3および以下の記述は高橋正彦「昭和15年農安及新京に発生せる「ペスト」流行に就て、第1編　流行の疫学的観察（其の2）新京の流行に就て」、「防疫研究報告」第2部第５１５号、受付：１９４３年4月、を基にしている。
（5）高橋、2部５１５号、p.3
（6）日本医事新報、９４５号、１９４０年10月19日、p.61／p.3827
（7）同上
（8）同上
（9）百瀬孝『事典昭和戦前期の日本　制度と実態』吉川弘文館、１９９０年2月、p.294
（10）関東軍命令の件（昭和15年「陸満密大日記第１４冊」）アジア歴史資料センター、レファレンスコード：C01003631200
（11）高橋正彦「昭和15年農安及新京に発生せる「ペスト」流行に就て、第2編　流行の臨床的観察」、「防疫研究報告」第2部第５２５号、受付：１９４３年4月、p.2
（12）武藤、前掲書、p.272
（13）武藤、前掲書、pp.273-4
（14）吉林省档案館、日中近現代史研究会、ＡＢＣ企画委員会編『七三一部隊罪行鉄証：特移扱・防疫文書編集』不二出版、２００３年9月、p.288-290、吉林省档案館文書番号：58-9
（15）高橋、2部５１５号、p.13
（16）吉林省、前掲書、p.271、吉林省档案館文書番号：45-8

（17）藤村、前掲書、pp.275-6
（18）吉林省、前掲書、pp.278-287 吉林省档案館文書番号：53-7
（19）高橋、２部５１５号、p.7

第四章

（１）Report of Scientific Intelligence Survey in Japan Volume 5, September and October 1945, Biological Warfare, General Headquarters, United States Army Forces, Pacific, Scientific and Technical Advisory Section, 1 November 1945
（２）池田苗夫「発疹熱の業室感染例」「関東軍防疫給水部研究報告」１巻５号、記事番号Ⅱ-27、１９４３年11月。本論文は池田が１９５９年に新潟大学に提出した博士論文「満州に於ける流行性出血熱の臨床的研究」に付けられた参考文献の一本である。
（３）吉林省档案館資料、番号7-111-49～52。このページは『「七三一」部隊罪行鉄証』（２００３年、吉林人民出版社・不二出版）では抜け落ちている。
（４）高橋正彦「昭和15年農安及新京に発生せる「ペスト」流行に就て、第１編　流行の疫学的観察（其の２）新京の流行に就て」、「防疫研究報告」第２部第５１５号、受付：１９４３年４月、p.10
（５）高橋、２部５１５号、p.12
（６）高橋、２部５１５号、p.12
（７）高橋、２部５１４号、p.18
（８）田中淳雄尋問録、尋問者M・サンダース、１９４５年10月30日、京都・都ホテル（新妻ファイル）
（９）高橋、２部５１５号、pp.23-31
（10）日本医事新報、No.945、１９４０年10月19日、p.61, p.3827
（11）吉林省档案館文書番号：58-9（『七三一部隊罪行鉄証：特移扱・防疫文書編集』不二出版、２００３年９月、p.288-290

第五章

（1）解学詩『新京ペスト謀略――1940年』（『戦争と疫病――七三一部隊のもたらしたもの』、1997年8月、本の友社）。

（2）解、p.85

（3）解、p.76

（4）解、p.84

（5）解、pp.80-1

（6）満州国史編纂委員会『満州国史』各論、満蒙同胞援護会、1971年1月、p.1201

（7）『満州国史』、p.1202

（8）飯村保三「日本に於ける肺ペストと其の疫学的観察」、「日本伝染病学会雑誌」第3巻第8号、1929年、p.725

（9）飯村保三「日本内地に於けるペスト患者の病型其の他に関する調査」、「日本伝染病学会雑誌」第3巻第9号、1929年、p.800

（10）『満州国史』、p.1202

（11）飯島渉『ペストと近代中国』（研文社）、2000年12月、p.138、以下この章で本書を引用している場合は、誤解の生じない限りカッコ内に引用ページを数字で示す。

（12）『満州国史』、p.1202

（13）解、p.79

（14）「満州ニ於ケルペスト病況報告ノ件」（A04010235100）

（15）解、p.84

（16）飯島、p.194

（17）飯島、p.139

（18）飯島、p.141

（19）飯島、p.143
（20）安東洪次「東北内蒙古に於ける腺ペストの流行に就て」、「日本伝染病学会雑誌」、第４巻第５号、１９３０年２月20日、p.411
（21）安東、pp.411-2
（22）倉内喜久雄「内蒙古ペストの疫学的研究」、「満州医学雑誌」１２巻６号、１９３０年、p.571
（23）安東、p.412
（24）安東、p.419
（25）倉内、pp.570-1
（26）安東、p.417
（27）安東、p.419
（28）安東、pp.420-1
（29）倉内、p.672
（30）倉内、p.693
（31）解、p.85
（32）春日忠善「満州国内に於けるペストの流行並びにペストインムノーゲン及ワクチン予防接種の効果」、「東京医事新誌」、第６１年第３０４１号、１９３７年7月17日、p.1／p.1929
（33）春日、p.1／p.1929
（34）春日、p.1／p.1929
（35）春日、p.4／p.1932
（36）春日忠善「抗エンヴェローブ血清沈降素に就て」、「細菌学雑誌」、５１８号、１９３９年、p.231
（37）春日忠善「ペスト抗 Env. P 沈降素血清による保菌鼠の検索に就て」、「細菌学雑誌」、５１８号、１９３９年、p.260
（38）春日「ペスト抗 Env. P 沈降素血清による保菌鼠の検索に就て」、p.249

第六章

（1）『細菌戦用兵器の準備及び使用の廉で起訴された元日本軍軍人の事件に関する公判書類』、外国語図書出版所（モスクワ）、1950年、p.139

（2）吉見義明、伊香俊哉「日本軍の細菌戦」、「戦争責任研究」、No.2（93年冬季号）、p.22

（3）村国茂「『けおぴすねずみのみ』（Xenopsylla Cheopis Rothsehild）ニ関スル実験的研究」、第4編「飢餓成虫ノ体重減少ト、吸血後ノ体重増加トヨリミタル蚤ノ吸血欲」、「防疫研究報告」第2部第192号、受付：1941年12月22日、p.4

（4）解学詩『新京ペスト謀略――1940年』（『戦争と疫病――七三一部隊のもたらしたもの』、1997年8月、本の友社）、pp.122-3

（5）解、p.119

（6）牧野武・熊田正春「ペストの脳髄に就いて」、「精神神経学雑誌」48-2、1944年、p.61

（7）安東洪次（「東北内蒙古に於ける腺ペストの流行に就て」、「日本伝染病学会雑誌」、第4巻第5号、1930年2月20日、p.413

（8）解、p.119

（9）解、p.123

（10）S. Harris, Factory of Death, Routledge(New York), 2002 なおこの本の初版は、S・ハリス『死の工場』（近藤昭二訳、柏書房、1999年）として邦訳出版されている。以下の引用ではハリスとして、邦訳のページを記す。

（11）ハリス、p.168

（12）ハリス、p.170

（13）満州国史編纂委員会『満州国史・各論』、満蒙同胞援護会、1971年1月、p.1209

（14）ハリス、p.345

（15）ハリス、pp.164-5

（16）ハリス、p.168

（17）Edwin V. Hill & Joseph Victor, Summary Report on B W Investigations, December 12, 1947 これはヒルとビクターのレポートと呼ばれる。

（18）基にした資料は、寧波のデータが呉元章、黄可泰『惨絶人実的細菌戦——一九四〇年寧波鼠疫史実』（東南大学出版社）1994年3月。新京のデータが高橋正彦「昭和15年農安及新京に発生せる「ペスト」流行に就て、第1編 流行の疫学的観察（其の2）新京の流行に就て」、「防疫研究報告」第2部第515号、受付：1943年4月。銭家店のデータが倉内喜久雄「内蒙古ペストの疫学的研究」、「満州医学雑誌」12巻6号、1930年

（19）安田弘道による M. Sunders インタビュー、1981年6月26日—27日

（20）Norbert H. Fell, Brief Summary of New Information about Japanese B. W. Activities, 20 June 1947 これはフェルレポートと呼ばれている

（21）これは研究者の間では有名なレポートだが、現物は未発見である。しかし概要が、フェルレポートに収録されており、その骨子を知ることはできる。

（22）C. Willoughby から Chief of Staff, FEC への手紙、1947年7月17日付け

（23）C. Willoughby から Major General S. J. Chamberlin（Director of Intelligence）への手紙、1947年7月22日付

（24）ヒルとビクター（Hill & Victor）のレポート

第七章

（1）呉元章、黄可泰『惨絶人実的細菌戦——一九四〇年寧波鼠疫史実』（東南大学出版社）1994年3月

（2）細菌戦用兵器の準備及び使用の廉で起訴された元日本軍軍人の事件に関する公判書類、外国語図書出版所（モスクワ）、1950年、pp.136-137

（3）村国茂、「絶食蚤（X. Cheopis Rothsehild）ノ群居ガソノ生存ニ及ボス影響ニ関スル実験的研究」、「防疫研究報告」第1部第7号、受付：1940年7月30日、p.2

（4）村国、1部7号、p.19
（5）小酒井望、「防疫研究報告」第2部第617号、受付：1943年7月18日、p.2
（6）池田苗夫、「関東軍防疫給水部研究報告」1巻5号　記事番号Ⅱ-27、1943年11月
（7）小酒井望、「防疫研究報告」第2部第627号、受付：1943年8月30日

終章

（1）解学詩「新京ペスト謀略——1940年」（訳・江田いづみ）、『戦争と疫病——七三一部隊のもたらしたもの』本の友社、1997年、p.105

あとがき

二〇〇ページの薄い本だが、その割に原稿の完成までに時間がかかった。それは本書の記述の基となった「陸軍防疫研究報告」2部の論文、約九〇〇本の読み込み、解釈、位置付け、そして意味付けなどに相当の時間が必要だったということだ。これは別の観点からすれば、久しぶりに歴史的文献と向き合い、それを解読する楽しみを味わったということでもある。二〇〇四年六月、筆者は自分のホームページ（http://www.scn-net.ne.jp/˜tsunesan/）に次のように書いている。

常石の最初の著作は満州第七三一部隊（石井部隊）についての『消えた細菌戦部隊――関東軍第七三一部隊』（一九八一年、海鳴社、その後、ちくま文庫）でした。

その後このテーマで何冊か著作を発表しましたが、まとまったものとしては『七三一部隊――生物兵器犯罪の真実』（一九九五年、講談社現代新書）以降はありません。

現在一〇年ぶりにこの問題と正面から向き合っています。

七三一部隊については本文でも説明しているが、あえて説明すれば細菌やウイルスなどの兵器化、すなわち生物兵器開発のために人体実験を行い、三千人近くの人を実験の末殺害した旧日本軍の部隊ということになる。

このたびの『戦場の疫学』はその七三一部隊が、細菌をまいて敵にダメージを与える方法を突き止めた経緯を明らかにした。そのブレークスルー達成には疫学が必要であったことも明らかにした。これは疫学が病気の流行学であることからすれば、病気の流行を人為的に作り出す手法をあぶりだすことは当然のことだろう。

他方で疫学的手法を、生物兵器の使用が疑われる歴史的事象に適用し、分析すればその流行が人為的なものか、それとも自然の流行であるかを判断できることを明らかにした。こうした歴史的分析を通じて、疫学的手法はバイオテロによる病気の流行と、自然の流行との峻別に欠かせないツールであることを示しえたと考えている。

本書で明らかにしたもう一点は、人体実験のデータと戦犯免責とを相殺にした、日米間の取引の実態についてである。二〇〇五年八月一五日付けで共同通信は「731部隊に現金供与　GHQ実験データ見返りに」という記事を配信した。多くの地方紙は一面トップで報じた、また「朝日」と「読売」も共同が配信した記事を掲載した。七三一部隊が人体実験を行い、被験者を殺していたことを米軍がつかんだのは一九四七年初めだった。それら人体実験データ入手のために米陸軍省は生物兵器の専門家N・フェルなどを派遣した。共同の記事は、筆者が米国公文書館で発見したGHQの情報責任者C・ウイロビー准将のメモ、「細菌戦に関する報告」に基き、フェルらの情報入手が戦犯免責を与えることにとどまらず、金銭をばらまくことで可能となったことを報じている。以下は、その記事に付けられた常石のコメントである。

フェルなど米本国の生物兵器専門家とGHQ参謀二部による七三一部隊関係者からの人体実験についての情報収集は、戦犯とはしないという飴と、断れば戦犯訴追という二者択一を迫ることで「強圧的に」行われたと考えていた。しかし実態は、金品で歓心を買って情報の入手が行われていたことが明らかとなった。ここには戦勝者と敗戦者という構図はない。むしろ人体実験の事実を見逃した失態を暴露された両者がなりふり構わず、金品で情報収集にはしった前のめりの姿勢が浮かび上がってくる。その結果が最終報告の「二五万円でこれらデータは入手できた。情報の価値からすれば取るに足らない額だ…これら情報を自発的に提供した人々がこのことで面倒に巻き込まれないよう処置されたい」という矛盾した記述だ。「自発的に提供」という言葉で人体実験の情報収集が、金品でデータを買取ることだった実態を覆い隠そうとする一方、二五万円という金額を明示することで参謀二部が望む情報収集のための陸軍省機密費の従来通りの支出の妥当性および必要性を訴えている。米国の軍とは、官僚機構とはこうした矛盾がまかり通るところのようだ。

本書の準備を通じ改めて人体実験に基づく論文を読んで分かったことは、倫理的に許されない人体実験の犠牲者の名前など個人情報は全く残らないということだった。他方治療対象だった人々については、解剖記録に名前、性別、年齢などの個人情報がしっかりと記されている、ということを改めて発見した。こうした個の尊重という観点は医の倫理を考える際の出発点となるのではないか、と感じている。

最後に個人的感想を書く。常石の最初の著作は七三一部隊を歴史的に論じた『消えた細菌戦部隊』（一九八一年）であり、出版社は本書と同じ海鳴社である。それから約二五年後、七三一部隊の思想的原点を明らかにする著作が書けたと考えている。歴史の研究者としてはルーツを明らかにしたいという願いがあり、その意味で三〇年近くかけてやっとここまでたどり着いた、というのが率直な想いだ。歴史上のできごとを一方的に弾劾するのでもなく、ひたすらかばうのでもなく、事実を追求して来た三〇年だと考えている。

あまり売れそうもない本を出す決断をし、さらにいろいろご配慮いただいた海鳴社に感謝の気持ちを記してあとがきを終わります。

二〇〇五年九月二五日

常石　敬一

著　者　常石敬一〔つねいし　けいいち〕

1943年東京生まれ
1966年東京都立大学理学部物理学科卒業
1973年長崎大学教養部講師(その後助教授および教授)
1989年神奈川大学経営学部教授

主要著作：
①『消えた細菌戦部隊』(1981年、海鳴社、後にちくま文庫)
②『標的・イシイ』(1984年、大月書店)
③『医学者たちの組織犯罪』(1994年、朝日新聞、後に朝日文庫)
④『七三一部隊』(1995年、講談社現代新書)
⑤『謀略のクロスロード』(2002年、日本評論社)
⑥『化学兵器犯罪』(2003年、講談社現代新書)
(④～⑥は現在書店で購入可能です)

戦場の疫学

2005年11月８日　第１刷発行

発行所　（株）海 鳴 社
〒101-0065 東京都千代田区西神田２-４-６
電話（03）3234-3643（Fax共通） 3262-1967（営業）
振替口座　東京 00190-31709　http://www.kaimeisha.com
組版：海鳴社　印刷・製本：シナノ

出版社コード：1097
ISBN 4-87525-226-9